Mohammad Asadujjaman
Ariful Islam

Doenças cardiovasculares e seu tratamento

Mohammad Asadujjaman
Ariful Islam

Doenças cardiovasculares e seu tratamento

ScienciaScripts

Imprint
Any brand names and product names mentioned in this book are subject to trademark, brand or patent protection and are trademarks or registered trademarks of their respective holders. The use of brand names, product names, common names, trade names, product descriptions etc. even without a particular marking in this work is in no way to be construed to mean that such names may be regarded as unrestricted in respect of trademark and brand protection legislation and could thus be used by anyone.

Cover image: www.ingimage.com

This book is a translation from the original published under ISBN 978-620-7-63993-9.

Publisher:
Sciencia Scripts
is a trademark of
Dodo Books Indian Ocean Ltd. and OmniScriptum S.R.L publishing group

120 High Road, East Finchley, London, N2 9ED, United Kingdom
Str. Armeneasca 28/1, office 1, Chisinau MD-2012, Republic of Moldova, Europe
Printed at: see last page
ISBN: 978-620-7-74445-9

Doenças cardiovasculares e seu tratamento

Livro de

Mohammad Asadujjaman
Professor Assistente
Departamento de Farmácia, Northern University Bangladesh

PREFÁCIO

O estudo incide sobre as doenças cardiovasculares e os medicamentos que afectam a função do coração e dos vasos sanguíneos. Os medicamentos que actuam no sistema cardiovascular são dos mais utilizados em medicina. Alguns exemplos de doenças em que estes medicamentos podem ser úteis incluem a hipertensão, a angina de peito, a insuficiência cardíaca e alguns exemplos de medicamentos utilizados em medicina cardiovascular incluem: Anticoagulantes ou anticoagulantes, agentes antiplaquetários, agentes trombolíticos, inibidores da enzima de conversão da angiotensina (ECA), bloqueadores dos receptores da angiotensina II (BRA), bloqueadores beta ou bloqueadores beta-adrenérgicos, bloqueadores dos canais de cálcio, diuréticos e vasodilatadores, digoxina, estatinas. A doença cardiovascular (DCV) é um termo geral que descreve uma doença do coração ou dos vasos sanguíneos. O fluxo sanguíneo para o coração, cérebro ou corpo pode ser reduzido devido à formação de um coágulo sanguíneo (trombose) ou à acumulação de depósitos de gordura no interior de uma artéria, o que leva ao seu endurecimento e estreitamento (aterosclerose). Os factores de risco comportamentais mais importantes da doença cardíaca e do acidente vascular cerebral são uma dieta pouco saudável, inatividade física, consumo de tabaco e consumo nocivo de álcool. Os efeitos dos factores de risco comportamentais podem manifestar-se nos indivíduos sob a forma de aumento da pressão arterial, aumento da glicose no sangue, aumento dos lípidos no sangue, excesso de peso e obesidade. Existem quatro tipos principais de DCV: doença coronária, acidente vascular cerebral, doença arterial periférica e doença da aorta. A doença coronária não pode ser curada, mas o tratamento pode ajudar a gerir os sintomas e a reduzir a probabilidade de problemas como ataques cardíacos. O tratamento pode incluir: alterações do estilo de vida, como a prática regular de exercício físico e deixar de fumar. Atualmente, estão disponíveis seis classes principais de medicamentos cardíacos, como as estatinas, que ajudam a reduzir o colesterol LDL, a aspirina, que ajuda a prevenir coágulos sanguíneos, o clopidogrel, que ajuda a prevenir coágulos sanguíneos, a varfarina, que ajuda a prevenir coágulos sanguíneos, os beta-bloqueadores, que ajudam a tratar o ataque cardíaco e a insuficiência cardíaca e, por vezes, são utilizados para baixar a tensão arterial, e os inibidores da ECA, que ajudam a tratar a insuficiência cardíaca e a baixar a tensão arterial.

Redação

Prof. Dr. Md. Ekramul Haque
Professor, Departamento de Farmácia, Universidade Internacional Daffodil, Bangladesh
(Ex-Presidente Fundador, Departamento de Farmácia, Universidade de Rajshahi, Bangladesh)

Prof. Dr. Md.Harun Ar Rashid
Professor e Diretor
Departamento de Farmácia, Universidade do Norte do Bangladesh.

Dr. Md.Monirul Islam
Professor Associado
Departamento de Farmácia, Universidade Estatal do Bangladesh.

Dr. Mahmud Tareq Ibn Morshed
Cientista analítico, Universidade Macquarie, Austrália.

Contribui:

Dr. Md.Taleb Hossain
Professor Associado
Departamento de Farmácia, Universidade do Norte do Bangladesh.

Nur E Jannat Dristy
Cientista biomédico, King's College London, Reino Unido

Índice

CAPÍTULO 1: INTRODUÇÃO

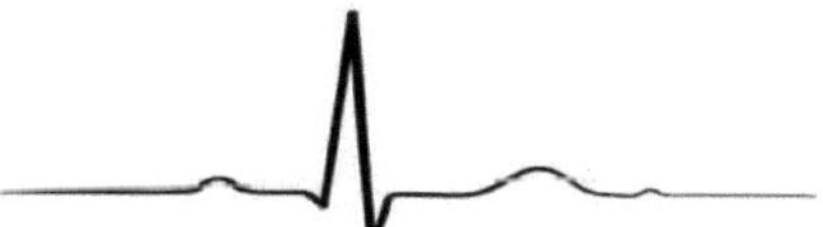

1.1 Sistema cardiovascular e Droga:

O sistema cardiovascular é constituído pelo coração e pelos vasos sanguíneos. Existe um vasto leque de problemas que podem surgir no sistema cardiovascular, por exemplo, endocardite, doença cardíaca reumática, anomalias no sistema de condução, entre outros, as doenças cardiovasculares referem-se às seguintes 4 entidades, tais como a doença arterial coronária (DAC, angina, enfarte do miocárdio (MI) e insuficiência cardíaca. As doenças cardiovasculares constituem a maior causa de morte nos países industrializados, atacando principalmente o coração, os rins, o cérebro e outros órgãos.

Medicamento cardiovascular:

Os medicamentos cardiovasculares são utilizados para tratar diferentes doenças cardíacas, como a insuficiência cardíaca congestiva, a angina, a arritmia ou quaisquer outras doenças do sistema vascular, por exemplo, a hipertensão. Alguns exemplos de medicamentos utilizados na medicina cardiovascular incluem:

Anticoagulantes ou anticoagulantes - Estes agentes impedem a coagulação do sangue. As formas injectáveis de anticoagulantes incluem a dalteparina, a enoxaparina, a tinzaparina e a heparina. A varfarina é um anticoagulante vulgarmente utilizado que pode ser tomado sob a forma de comprimido. Estes medicamentos não dissolvem os coágulos sanguíneos existentes, mas são agentes preventivos em doentes que sofreram um ataque cardíaco.

Antiagregantes plaquetários - As plaquetas desempenham um papel importante na coagulação do sangue e na formação de tampões plaquetários que impedem a hemorragia. Exemplos de medicamentos antiplaquetários incluem a aspirina, a ticlopidina, o lopidogrel e o dipiridamol. São utilizados como agentes preventivos em doentes que sofreram um ataque cardíaco.

Agentes trombolíticos - Estes agentes são utilizados para desfazer coágulos sanguíneos que se formaram e os exemplos incluem a estreptoquinase, a reteplase e a altepase.

Inibidores da enzima conversora da angiotensina (ECA) - Estes agentes dilatam os vasos sanguíneos ao reduzir os níveis de angiotensina II, um potente vasoconstritor que faz subir a tensão arterial. Os inibidores da ECA são utilizados para tratar a tensão arterial elevada, a insuficiência cardíaca e os ataques cardíacos. Exemplos de agentes desta classe incluem o captopril,

o enalapril, o fosinopril e o lisinopril.
Bloqueadores dos receptores da angiotensina II (BRA) - Estes agentes impedem que a angiotensina II tenha quaisquer efeitos no coração e nos vasos sanguíneos, bloqueando os receptores a que normalmente se liga. Estes agentes são úteis no tratamento da tensão arterial elevada, da insuficiência cardíaca e dos ataques cardíacos.
Exemplos de medicamentos desta classe incluem o candesartan, o irbesartan, o losartan, o telmisartan e o valsartan.
Bloqueadores beta ou agentes bloqueadores beta-adrenérgicos - Estes agentes diminuem a frequência cardíaca e o débito cardíaco final. Isto reduz a pressão arterial e a frequência cardíaca. Os beta-bloqueadores são terapêuticas úteis na hipertensão arterial e em alguns tipos de arritmia. Os agentes desta classe incluem o atenolol, o bisoprolol, o metoprolol, o propranolol e o sotalol.
Bloqueadores dos canais de cálcio - Os bloqueadores dos canais de cálcio impedem o movimento do cálcio para as células do coração e dos vasos sanguíneos. Os bloqueadores dos canais de cálcio são terapias úteis na hipertensão arterial, angina e algumas formas de arritmia. Os medicamentos desta classe incluem a amlodipina, a felodipina, a nifedipina e o varapamil.
Diuréticos - Os diuréticos aumentam a excreção de água e sódio na urina, diminuindo assim o volume total de sangue. Isto reduz a pressão arterial e a carga de trabalho do coração. Exemplos de agentes desta classe incluem a clorotiazida, a amilorida, a furosemida, a bumetanida, a indapamida e a espironolactona.
Vasodilatadores - Estes medicamentos relaxam os vasos sanguíneos e fazem baixar a tensão arterial. São úteis no tratamento da hipertensão arterial, da insuficiência cardíaca, da angina e do enfarte do miocárdio, como a isossorbida, o dinitrato e a hidralazina.
Digoxina - Este agente é utilizado para estimular o batimento cardíaco em alguns casos de insuficiência cardíaca. Estatinas - Estes agentes reduzem a síntese de colesterol no sangue no fígado. O colesterol elevado no sangue é uma das principais causas da aterosclerose. Alguns dos exemplos mais conhecidos são a atorvastatina, a lovastatina e a sinvastatina.
Os medicamentos utilizados para regular um ritmo cardíaco anormal incluem quinidina, lidocaína, amiodarona, sotalol, verapamil, diltiazem, dofetilida e adenosina.

1.2 Antecedentes:

A história cardiovascular é feita para identificar indícios de doença cardíaca orgânica ou sintomas que indiquem a presença ou possível presença de anomalias cardiovasculares. A acumulação de depósitos de gordura nas artérias (aterosclerose) é a causa mais comum de doença das artérias coronárias. Os factores de risco são a má alimentação, a falta de exercício físico, a obesidade e o tabagismo. Um estilo de vida saudável pode ajudar a reduzir o risco de arteriosclerose.

Os investigadores encontraram aterosclerose provável ou definitiva em 34% das 137 múmias examinadas. Os autores concluem que a doença se encontrava generalizada nos seres humanos pré-modernos. No início do século XIX, a angina foi amplamente reconhecida como uma forma de doença cardíaca. Pensa-se que ocorre predominantemente no sexo masculino e que está relacionada com o esforço físico e mental, a alimentação e a saúde. A história e a nossa incipiente compreensão do coração é uma história notável com origens na antiguidade, que inicialmente se centrava em observações clínicas. O coração, outrora considerado o centro da alma e impermeável à doença, tem sido desde há muito uma fonte de mistério e maravilha, estudado pela ciência e fascinado pela literatura e pela arte. A maioria dos historiadores concorda que a descoberta do sistema circulatório por William Harvey no início do século XVII é um bom ponto de partida para a história moderna da medicina cardiovascular. Depois de Harvey, a cardiologia seguiu um caminho de anatomia descritiva e patologia nos séculos XVII e XVIII, auscultação e suas correlações no século XIX, uma compreensão da doença cardíaca e da sua fisiopatologia na segunda metade do século XIX e na primeira metade do século XX, e grandes avanços no diagnóstico e tratamento da doença cardíaca a partir daí até ao século XXI.

O que emergiu no século XXI foi uma especialidade médica com ferramentas de diagnóstico incríveis, incluindo biomarcadores sanguíneos e múltiplas modalidades de imagiologia; inúmeras opções de tratamento médico que incluem medicamentos, produtos biológicos e dispositivos; e opções cirúrgicas que envolvem operações complexas que reparam e substituem a anatomia disfuncional.

O que também emergiu no século XXI é uma história muito menos positiva:

a crescente epidemia global de doenças cardíacas ateroscleróticas e as suas complicações isquémicas; uma epidemia criada pela exportação de produtos do tabaco em todo o mundo; uma mudança nos padrões alimentares com quantidades decrescentes de frutas e legumes frescos; e um aumento de estilos de vida mais sedentários, de certa forma facilitados pela tecnologia. As Nações Unidas e a Organização Mundial de Saúde identificaram as doenças não transmissíveis como os principais problemas globais de saúde pública que ameaçam ou limitam a estabilidade financeira e social da comunidade global, tanto nos países desenvolvidos como nos países em desenvolvimento.10 O peso crescente da obesidade levou a um aumento significativo da diabetes, o que deverá aumentar a incidência de doenças cardíacas.

A introdução dos primeiros instrumentos de precisão - a medição da tensão arterial, a radiografia do tórax e o eletrocardiograma - na década de 1890 e no início do século XX, levou à criação da especialidade de cardiologia. Desde a década de 1950, com o advento do cateterismo cardíaco e da cirurgia, a cardiologia evoluiu.

1.3 Doenças cardiovasculares:

Um tipo de doença que afecta o coração ou os vasos sanguíneos. O risco de certas doenças cardiovasculares pode ser aumentado pelo tabagismo, tensão arterial elevada, colesterol elevado, alimentação pouco saudável, falta de exercício físico e obesidade. A doença cardiovascular mais comum é a doença das artérias coronárias (artérias coronárias estreitas ou bloqueadas), que pode provocar dores no peito, ataques cardíacos ou acidentes vasculares cerebrais. Outras doenças cardiovasculares incluem insuficiência cardíaca congestiva, problemas de ritmo cardíaco, doença cardíaca congénita (doença cardíaca à nascença) e endocardite (inflamação da camada interna do coração).

1.3.1Tipos de doenças cardiovasculares

Existem quatro tipos principais de DCV:

- doença cardíaca coronária.
- Acidente vascular cerebral.
- doença arterial periférica.
- doença da aorta.

Doença coronária: Doença em que há um estreitamento ou bloqueio das artérias coronárias. A doença coronária é geralmente causada por aterosclerose (uma acumulação de material gordo e placa no interior das artérias coronárias).

Acidente vascular cerebral (AVC): Um AVC, por vezes designado por ataque cerebral, ocorre quando algo bloqueia o fornecimento de sangue a uma parte do cérebro ou quando um vaso sanguíneo no cérebro rebenta. Em ambos os casos, partes do cérebro ficam danificadas ou morrem.

Doença arterial periférica: A doença arterial periférica (DAP) nas pernas ou nas extremidades inferiores é o estreitamento ou bloqueio dos vasos que transportam o sangue do coração para as pernas. É causada principalmente pela acumulação de placas de gordura nas artérias, a que se chama aterosclerose.

Doença da aorta: A doença da válvula aórtica é um tipo de doença das válvulas cardíacas. Na doença da válvula aórtica, a válvula entre a câmara inferior esquerda do coração (ventrículo esquerdo) e a artéria principal do corpo (aorta) não funciona corretamente. A válvula aórtica ajuda a manter o sangue a fluir na direção correcta através do coração.

1.3.2 Sinais e sintomas de doenças cardiovasculares

- Dor no peito, aperto no peito, pressão no peito e desconforto no peito (angina)
- Falta de ar.
- Dor no pescoço, maxilar, garganta, zona superior da barriga ou costas.
- Dor, dormência, fraqueza ou frio nas pernas ou nos braços se os vasos sanguíneos nessas zonas do corpo estiverem estreitados.

Angina: A angina é uma dor no peito causada pela redução do fluxo sanguíneo para os músculos do coração. Normalmente não é uma ameaça à vida, mas é um sinal de aviso de que podes estar em risco de sofrer um ataque cardíaco ou um AVC.

Peso no peito: um peso (como um de um par de pesos) levantado por um dispositivo de corda e roldana para exercitar e desenvolver os músculos do peito, das costas e dos braços.

Dispneia: Respiração difícil e dolorosa ou falta de ar.

Tonturas: Tonturas é um termo utilizado para descrever uma série de sensações, tais como desmaio, tonturas, fraqueza ou instabilidade. As tonturas que criam a falsa sensação de que tu ou o que te rodeia estão a girar ou a mover-se chamam-se vertigens. As tonturas são uma das razões mais comuns que levam os adultos a consultar os seus médicos.

Fadiga: cansaço extremo resultante de um esforço mental ou físico ou de uma doença.

1.3.3 Factores de risco de doenças cardiovasculares :

Encontrar formas de prever e prevenir a DCV tornou-se fundamental para o campo da medicina cardiovascular nas últimas décadas. Os métodos de avaliação do risco foram amplamente implementados. Na prática clínica, os modelos de risco identificam os doentes em risco de eventos de doença coronária, suscitam discussões entre o médico e o doente sobre a terapêutica do estilo de vida e justificam a utilização de medicamentos de prevenção primária. As directrizes estabelecidas pelo American College of Cardiology e pela American Heart Association (AHA)17 utilizam equações de risco de DCV de coortes agrupadas para identificar indivíduos com um risco absoluto aumentado. Um risco elevado de 10 anos de ≥7,5% em indivíduos com idades compreendidas entre os 40 e os 79 anos exige a gestão do colesterol no sangue, do peso e do estilo de vida. A AHA tem como objetivo reduzir a incidência de mortes relacionadas com doenças cardiovasculares em 20% até ao ano 2020.A AHA apoia 7 métricas de saúde ideal que incluem uma combinação de comportamentos de saúde (não fumar, atividade física, baixo índice de massa corporal [IMC, definido como o peso em quilogramas dividido pelo quadrado da altura em metros] e dieta saudável) e factores de saúde (açúcar no sangue, pressão arterial e colesterol total). Existe uma forte relação inversa entre a adesão a estes parâmetros de saúde e o risco cardiovascular, como demonstrado por vários estudos, incluindo os estudos National Health and Nutrition Examination Survey (NHANES), Cardiovascular risk in Young e Atherosclerosis Risk in Communities (ARIC).

Principais factores de risco:

- Pressão arterial elevada (hipertensão). A tensão arterial elevada aumenta o risco de doença cardíaca, ataque cardíaco e acidente vascular cerebral.
- Colesterol elevado no sangue. Um dos principais factores de risco para as doenças cardíacas é o colesterol elevado no sangue. ...
- Diabetes.
- Obesidade e excesso de peso.
- Fumar.
- Inatividade física.

- Sexo.
- Hereditariedade.

Nas circunstâncias acima referidas, os principais factores de risco para as doenças cardíacas e os acidentes vasculares cerebrais são a hipertensão arterial, o colesterol elevado das lipoproteínas de baixa densidade (LDL), a diabetes, o tabagismo e a exposição ao fumo passivo, a obesidade, uma alimentação pouco saudável e a inatividade física.

1.3.4 Fisiopatologia:

A fisiopatologia é o estudo das funções desordenadas e alteradas que afectam a homeostase dinâmica do corpo e os conceitos de desenvolvimento e progressão da doença. Este curso abrange conceitos fisiopatológicos e intervenções de enfermagem para pacientes com doenças e distúrbios do coração e dos vasos coronários.

1. Doença arterial coronária (DAC)
2. Doença das válvulas
3. Insuficiência cardíaca
4. Arritmia
5. Desequilíbrio iónico
6. Hipertensão
7. Edema

Doença arterial coronária (DAC):

Durante o esforço físico, o músculo cardíaco utiliza mais oxigénio. O seu fornecimento ocorre através do aumento do fluxo sanguíneo nas artérias coronárias e pode ser aumentado até 5 vezes. Este mecanismo é designado por reserva de fluxo coronário. Assim, o consumo de oxigénio é um dos factores fundamentais que afectam o fluxo sanguíneo coronário. No caso de uma placa aterosclerótica na artéria coronária, o doente pode apresentar sintomas de hipoperfusão do músculo cardíaco, que podem estreitar as artérias coronárias e causar sintomas como dor no peito (angina) ou falta de ar. A oclusão completa da artéria coronária pode causar enfarte do miocárdio. Este apresenta-se como elevação aguda do segmento ST no ECG (a longo prazo, pode ocorrer uma onda Q patológica), seguida de perda de contratilidade e dor torácica mediada autonomamente. Do ponto de vista histopatológico, há necrose dos cardiomiócitos desde o subendocárdio até ao subepicárdio, sendo que a extensão da necrose depende do tamanho da área de suprimento de uma artéria fechada e também da duração da oclusão, sendo que a única solução (suprimento sanguíneo para a área de hipoperfusão) é restaurar a perfusão na artéria ocluída através de intervenção coronária percutânea (ICP) ou cirurgia cardíaca (cirurgia de revascularização do miocárdio). A trombólise também foi utilizada no passado, mas atualmente a ICP e a cirurgia cardíaca são os métodos de eleição. O enfarte do miocárdio pode complicar-se com arritmias, insuficiência cardíaca ou complicações mecânicas como a rutura da parede do coração, do septo ventricular ou do músculo papilar. Durante a lesão dos cardiomiócitos são libertadas para o sangue substâncias intracelulares como a troponina T, I (diferente da troponina dos músculos esqueléticos) que podem ser testadas como marcador de necrose dos cardiomiócitos. As outras substâncias, como a creatina quinase (CK) e a sua isoenzima CK-MB, a mioglobina e a AST, que não são tão específicas como a troponina, são também libertadas para o sangue.

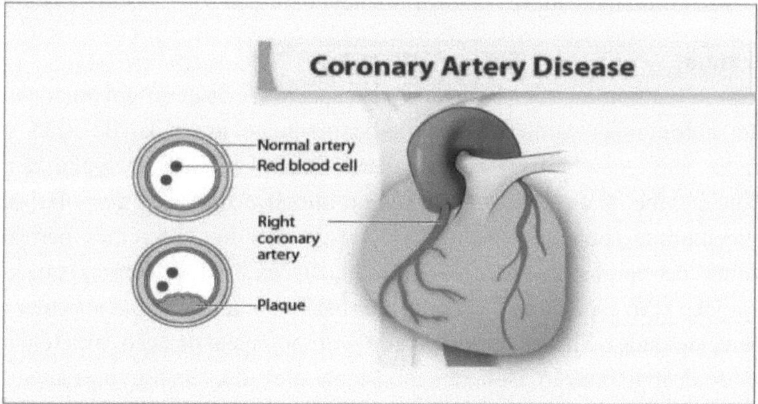

Doenças das válvulas:

A doença valvular é causada por insuficiência valvular ou estenose valvular. A insuficiência das válvulas cardíacas causa refluxo (regurgitação) do sangue (para os átrios ou ventrículos) e provoca sobrecarga de volume. A estenose valvular resulta num aumento da pressão e numa diminuição do fluxo sanguíneo, uma vez que o sangue tem de passar através da área estenótica, o que resulta numa sobrecarga de pressão. A doença valvular cardíaca não tratada leva à insuficiência cardíaca.

Insuficiência cardíaca:

A insuficiência cardíaca é uma doença em que o músculo cardíaco não consegue bombear sangue suficiente para satisfazer as necessidades metabólicas dos tecidos do corpo, ou fá-lo com mecanismos compensatórios deficientes. A insuficiência cardíaca pode ser causada por muitas condições, doenças como a doença arterial coronária, a hipertensão, a doença valvular, a cardiomiopatia, a miocardite, etc. A insuficiência cardíaca aguda pode ser causada por enfarte agudo do miocárdio, arritmia, etc. Outra classificação possível é a classificação da insuficiência cardíaca sistólica, que ocorre, por exemplo, com sobrecarga de volume, doença do miocárdio (redução da contratilidade) ou sobrecarga de pressão, e a insuficiência cardíaca diastólica devido ao aumento da rigidez da parede da câmara.Os péptidos natriuréticos são atualmente utilizados na prática clínica como marcadores de insuficiência cardíaca.

Arritmia:
Todos os cardiomiócitos são dotados da capacidade de gerar um potencial de ação: autonomias cardíacas. Fisiologicamente, o potencial de ação só é gerado nas células de pacemaker. Estas células despolarizam-se espontaneamente durante a diástole e ao atingir o limiar de despolarização da membrana (potencial de ação) é desencadeado. Diferentes partes do sistema de condução eléctrica do coração exibem diferentes taxas de despolarização espontânea. O nódulo sinusal e o nódulo atrioventricular têm uma velocidade de propagação lenta de% do potencial de ação, mas têm uma taxa de despolarização espontânea bastante elevada. Em algumas situações patológicas como a hipóxia, desequilíbrio iónico (principalmente K+ e Ca2+), estimulação excessiva dos receptores adrenérgicos, queda de temperatura ou efeito de alguns fármacos, os outros cardiomiócitos podem ser fonte de despolarização (potencial de ação) e consequentemente de contração do miocárdio. Fisiologicamente, o ritmo cardíaco abranda durante o sono (bradicardia) e acelera, por exemplo, durante o exercício físico (taquicardia). Nos jovens, a arritmia sinusal pode ocorrer durante a respiração. A atividade tónica do nervo vago é inibida na inspiração profunda e, assim, a frequência aumenta, ao contrário, durante a expiração, a frequência do coração diminui. Em determinadas condições, a bradicardia sinusal e a taquicardia sinusal são patológicas. Depois existem as arritmias. Arritmias supraventriculares como, por exemplo, a fibrilhação auricular (FA), que é a mais comum. Os impulsos eléctricos desorganizados na FA

têm origem nas raízes das veias pulmonares e noutros locais da aurícula com condução irregular para os ventrículos. Em caso de estimulação do ritmo cardíaco a partir do sistema de condução ventricular, a frequência diminui para 30-40/min e os complexos QRS no ECG são mais largos do que 120 ms. Na fibrilhação ventricular, a despolarização dos cardiomiócitos é causada por vários mecanismos - reentrada, atividade desencadeada, focos ectópicos de excitação ou uma combinação destes. Na fibrilhação ventricular (FV) o trabalho do coração é ineficaz, os ventrículos fibrilantes não bombeiam sangue e a circulação pára. A desfibrilhação é uma terapia eficaz para a FV. A extrassístole ventricular é uma contração que surge de focos ectópicos na zona das fibras de Purkinje, tem um complexo QRS largo. A extrassístole supraventricular é caracterizada por um complexo QRS fino. As arritmias também podem ocorrer se houver um problema no sistema de condução do coração. Em caso de interrupção da condução entre as aurículas e os ventrículos (bloqueio atrioventricular completo), ativa-se o ritmo ventricular (30-40/min). Se a condução for interrompida na área acima do nó AV, o nó AV ou a parte de condução da junção nodal torna-se o pacemaker com uma frequência de 50/min. A isto chama-se ritmo juncional. Se houver um problema com a condução dos átrios para os ventrículos (condução lenta, bloqueio parcial, etc.), isso leva ao bloqueio atrioventricular incompleto. Se a condução for interrompida atrás do feixe de His, cria o bloqueio do ramo (completo ou parcial, bloqueio esquerdo, bloqueio direito ou bloqueio bifascicular).

Desbalanceamento de iões:

A atividade do coração é afetada pelo nível de iões no sangue e no compartimento intracelular. Os iões mais importantes para o funcionamento do coração são o K+, o Ca2+ e o Na+.

Potássio

O K+ assume a tarefa de manter o potencial de membrana, que em caso de desordem da homeostase do K+ se torna mais negativo (na hipocalemia) ou menos negativo (na hipercalemia). Isto afecta a excitabilidade dos tecidos eletricamente activos. A ingestão de K+ não é regulada de forma significativa. Após a absorção de uma grande quantidade de K+, a maior parte é transferida do sangue para as células (cerca de 80 %) sob a influência da insulina, de onde é lentamente libertada e eliminada pelos rins.

A transferência de K+ para as células é influenciada por vários factores:

1) O aumento da concentração de K+ na CE aumenta a atividade da bomba de Na+/K+ 2) A insulina estimula a bomba de Na+/K+

3) Epinefrina - através dos receptores β2 estimula a Na+/K+-ATPase (os receptores α2 inibem a bomba Na+/K+-)

4) A aldosterona aumenta a transferência de K+ para as células, mas nos rins a aldosterona provoca um aumento da excreção urinária de K+

5) pH - na alcalose, quando o fluido extracelular é privado de protões, o H+ deixa as células em troca de K+ (quando um ião positivo deixa a célula, tem de ser substituído por outro ião positivo). Na acidose, ocorre o efeito inverso, quando o pH é equilibrado pela transferência de H+ para o interior das células, em contrapartida são libertados iões K+ . A excitabilidade aumenta, podem surgir arritmias, os doentes têm parestesias. Na hipercalemia grave, o potencial de membrana é ainda menos negativo, os canais de sódio permanecem inactivos e a segunda fase da hipercalemia é acompanhada de fraqueza muscular, paralisia, bradicardia e alargamento do QRS no ECG.

A hipocalemia ocorre quando a quantidade total de K+ no corpo está diminuída, raramente causada por um aumento da transferência de K+ para as células. Os sintomas e sinais tornam-se evidentes quando o nível de K+ é inferior a 3 mmol/L. O défice real de K+ é causado por ingestão insuficiente (fome, anorexia, alcoolismo), sudação profusa, diarreia, vómitos (perda direta de K+, perda indireta por alcalose e aumento da secreção de aldosterona por perda de água) ou por aumento da excreção renal (diuréticos, hiperaldosteronismo, hipercorticismo, fase poliúrica da insuficiência renal). A deficiência relativa de K+ é causada pelo aumento do seu movimento para o interior das células na alcalose aguda ou por um aumento súbito e maciço da insulina circulante. Na hipocalemia, a condução do potencial de ação no coração é prolongada, resultando numa extrassístole. No ECG, a onda T fica achatada e pode desenvolver-se uma onda U. A hipocalemia grave pode causar arritmias ventriculares, incluindo fibrilhação ventricular.

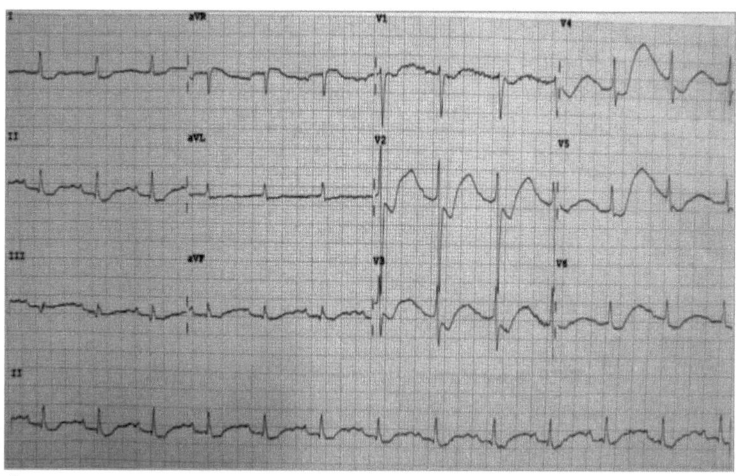

Cálcio

O formiocárdio e o teor de cálcio ionizado são particularmente importantes para a excitabilidade neuromuscular. A sua diminuição leva a um aumento da excitabilidade, enquanto que o seu aumento estabiliza as membranas e reduz a excitabilidade celular. Os iões de cálcio são responsáveis pela contração do coração, mas, ao mesmo tempo, os cardiomiócitos não desenvolveram suficientemente o retículo sarcoplasmático, pelo que o batimento cardíaco depende significativamente do cálcio extracelular. Se o nível de Ca2+ for superior a 4 mmol/L, ocorre uma crise hipercalcémica - confusão, perda de consciência e paragem cardíaca sistólica. A hipercalcemia encurta o potencial de ação, o que se reflecte no ECG através de um intervalo QT encurtado. A hipercalcemia grave resulta numa redução da amplitude da onda T e pode também causar inversão da onda T. Na hipocalcemia, o intervalo QT é prolongado e pode desencadear uma arritmia ventricular.

Hipertensão

A pressão arterial é determinada pelo débito cardíaco e pela resistência vascular periférica. A pressão arterial óptima em relação ao risco cardiovascular é de 120/80 mmHg. A hipertensão arterial é definida pela pressão arterial igual ou superior a 140/90 mmHg. Para o diagnóstico de hipertensão, é necessário medir estes valores pelo menos duas vezes de três em três, em duas visitas separadas ao médico.

A hipertensão não tratada leva a uma sobrecarga de pressão do ventrículo esquerdo. Numa primeira fase, há uma hipertrofia compensatória do ventrículo, mas, a longo prazo, leva à insuficiência cardíaca e a outras lesões orgânicas. Distinguimos dois tipos de hipertensão. A hipertensão primária (essencial) afecta cerca de 95 % dos doentes com hipertensão. A hipertensão secundária é causada por uma causa orgânica detetável, por exemplo, alguns distúrbios endocrinológicos (hiperaldosteronismo primário, feocromocitoma ou doença de Cushing), causa renal - hipertensão renovascular, síndrome de apneia do sono, coartação da aorta, etc. A hipertensão secundária afecta cerca de 5 % dos restantes doentes.

Edema

O edema é uma acumulação de líquido no interstício em quantidade anormal. As alterações na quantidade de líquido no interstício podem ter várias causas gerais: aumento da pressão hidrostática no capilar, diminuição das proteínas plasmáticas (albumina), substâncias osmoticamente activas no interstício, aumento da permeabilidade capilar ou falha na drenagem linfática.

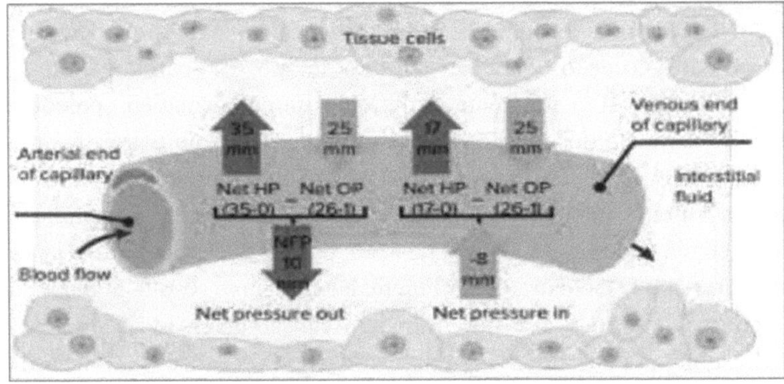

1.3.5 Rastreio

O ECG de repouso regista a atividade eléctrica do coração quando o doente está em repouso durante um curto período de tempo. O ECG de esforço regista a atividade eléctrica do coração durante um esforço físico, frequentemente com um nível de intensidade pré-determinado. Tanto o ECG de esforço como o de repouso são utilizados na avaliação diagnóstica de suspeitas de doença cardiovascular, o que levou a suspeitar que o ECG também poderia ser utilizado para avaliar indivíduos assintomáticos e identificar aqueles que beneficiariam de um tratamento mais precoce e intensivo dos factores de risco modificáveis, de intervenções preventivas ou de ambos. O ECG em repouso regista a atividade eléctrica do coração enquanto o doente se encontra em repouso durante um curto período de tempo. O teste padrão de ECG utiliza 12 derivações, embora alguns testes utilizem menos derivações. Mais recentemente, as derivações do ECG foram integradas em medidores de tensão arterial, smartphones e outros dispositivos. O ECG de esforço regista a atividade eléctrica do coração durante o esforço físico, frequentemente com um nível de intensidade pré-determinado. O método mais comum de ECG de esforço é o teste em esteira, mas outros métodos, como bicicletas e ergômetros, também têm sido usados. Tanto o ECG de repouso como o de esforço procuram marcadores de enfarte do miocárdio anterior, isquemia do miocárdio e outras anomalias cardíacas (como hipertrofia do ventrículo esquerdo, bloqueio do feixe de His ou arritmia) que possam estar associadas a doenças cardiovasculares ou prever futuros eventos cardiovasculares /p>

1.3.6 Diagnóstico

O diagnóstico das doenças cardiovasculares é feito através de uma série de exames laboratoriais e imagiológicos. A parte principal do diagnóstico é a história clínica e familiar do doente, os factores de risco, o exame físico e a coordenação destes achados com os resultados dos testes e procedimentos.

Alguns dos testes comuns utilizados para diagnosticar doenças cardiovasculares incluem:

Análises ao sangue

As análises laboratoriais são utilizadas para detetar os factores de risco das doenças cardíacas. Estas incluem a deteção de gorduras, colesterol e componentes lipídicos do sangue, incluindo LDL, HDL e triglicéridos. A proteína C-reactiva (PCR) e outros marcadores proteicos, como a apolipoproteína A1 e B, são utilizados para detetar inflamações que podem levar a doenças cardíacas.

Durante um ataque cardíaco, as células do músculo cardíaco morrem e libertam proteínas na corrente sanguínea. As análises ao sangue podem medir a quantidade destas proteínas na corrente sanguínea. Um dos marcadores de ataque cardíaco é a troponina cardíaca T. Outros biomarcadores incluem fibrinogénio e PAI-1, níveis elevados de homocisteína, dimetilarginina assimétrica elevada e peptídeo natriurético cerebral elevado.

ECG/ECG (Eletrocardiograma)

Trata-se de um teste simples e indolor que regista a atividade eléctrica do coração. O doente é amarrado ao instrumento com vários adesivos ou eléctrodos colocados no peito, nos pulsos e nos tornozelos. Uma pequena máquina portátil regista as actividades do coração numa tira de papel quadriculado.

O exame mostra a velocidade de batimento do coração e o seu ritmo. Também são observados a força e o tempo dos sinais eléctricos à medida que passam pelo coração. O ECG pode ajudar a detetar um ataque cardíaco, ataques de angina, arritmias, etc.

Testes de esforço:

Para este teste, o doente é obrigado a fazer um esforço, por exemplo, correr numa passadeira ou fazer exercício, enquanto as derivações do ECG/ECG são colocadas sobre o seu corpo. Aos doentes que não podem fazer exercício são administrados comprimidos para aumentar o ritmo cardíaco. O teste detecta os efeitos do exercício no coração. Em doentes com aterosclerose e doenças coronárias, as artérias estreitadas por placas não conseguem fornecer sangue adequado aos músculos do coração quando este bate mais depressa. Isto pode provocar falta de ar e dores no peito. O padrão do eletrocardiograma (ECG), as arritmias, etc., também indicam a possibilidade de uma doença das artérias coronárias.

Ecocardiografia

Este exame utiliza ondas sonoras para criar uma imagem do coração em movimento. É também um exame indolor, em que se passa uma sonda sobre o peito e a máquina cria a imagem do coração no monitor. A ecocardiografia também pode ser combinada com o Doppler para mostrar as áreas de má irrigação sanguínea do coração. Mostra as zonas do músculo cardíaco que não se contraem normalmente e as lesões anteriores do músculo cardíaco.

Angiografia Coronária e Cateterismo Cardíaco

Este exame é um exame invasivo. É injetado um corante nas veias para chegar às artérias coronárias. Isto é feito através de um cateterismo coronário. De seguida, são tiradas fotografias detalhadas dos vasos sanguíneos do coração através de métodos de imagem especiais. A isto chama-se angiografia coronária. O cateterismo cardíaco envolve a introdução de um tubo fino e flexível, chamado cateter, através de um vaso sanguíneo no braço, na virilha (parte superior da coxa) ou no pescoço. O tubo é inserido sob orientação de imagens até chegar ao coração. A angiografia coronária detecta bloqueios nas grandes artérias coronárias.

Radiografia do tórax - É um exame que mostra a forma e o tamanho do coração, dos pulmões e dos principais vasos sanguíneos. É um exame raramente utilizado no diagnóstico de doenças cardíacas, pois não fornece informações adicionais em relação ao ecocardiograma e a outros exames imagiológicos.

Tomografia Computorizada por Feixe de Electrões ou EBCT

A EBCT ajuda a detetar os depósitos de cálcio ou calcificações nas paredes das artérias coronárias. Estes são marcadores precoces de aterosclerose e de doença coronária. Não é um exame de rotina na doença coronária.

Ressonância magnética cardíaca

Ressonância magnética cardíaca (RMN), que utiliza ondas de rádio, ímanes e um computador para criar imagens do coração. Obtém uma imagem 3D do coração em movimento, bem como imagens fixas do coração.

1.3.7 Prevenção de doenças cardiovasculares

O exercício regular torna o teu coração e o teu sistema circulatório mais eficientes, reduz o teu nível de colesterol e mantém a tua pressão arterial num nível saudável. A prática regular de exercício físico reduz o risco de sofreres um ataque cardíaco. O coração é um músculo e, como qualquer outro músculo, beneficia com o exercício. Não te esqueças de comer muitas frutas e legumes frescos e menos alimentos processados. Comer muitos alimentos ricos em gordura saturada e gordura trans pode contribuir para as doenças cardíacas. Comer alimentos ricos em fibras e com baixo teor de gorduras saturadas, gorduras trans e colesterol pode ajudar a prevenir o colesterol elevado. Ter um estilo de vida mais saudável pode ajudar a prevenir doenças cardíacas. Isto inclui:

- Eliminar todo o consumo de tabaco
- Faz uma dieta saudável para o coração

- Segue um programa de exercícios adequado
- Gerir o teu peso
- Elimina o máximo de stress possível

Elimina todo o consumo de tabaco

Todos os produtos do tabaco aumentam o risco de doenças crónicas, e não apenas os cigarros. Não há uso terapêutico para a nicotina. Assim que deixas de fumar, o teu corpo começa a curar-se dos efeitos devastadores do tabaco

Faz uma dieta saudável para o coração: Um aspeto da gestão dos teus factores de risco de ataque cardíaco inclui fazer uma dieta saudável para o coração, incluindo as quantidades certas de: Calorias, Colesterol, Gordura, Fibra e Sódio.

Para ajudar, o governo federal estabeleceu um guia de pratos alimentares e leis de rotulagem de alimentos. O prato de comida pode ajudar-te a comer uma variedade de alimentos, ao mesmo tempo que incentiva a quantidade certa de calorias e gorduras. Para obteres mais informações sobre as Dietary Guidelines for Americans 2015-2020 e para encontrares as recomendações certas para a tua idade, sexo e nível de atividade física, visita a página de Recursos Online para veres as ligações para os sites ChooseMyPlate.gov e 2015-2020 Dietary Guidelines. A manutenção de uma dieta equilibrada e saudável para o coração ajudará a gerir os factores de risco de AVC e ataque cardíaco, a prevenir ou gerir outras doenças crónicas, a perder peso e a aumentar a energia e a promover uma boa saúde geral.

Segue um programa de exercícios adequado

Um passo vital para reduzir as tuas hipóteses de sofrer um ataque cardíaco é arranjar tempo para fazer exercício. No mundo ocupado de hoje, as pessoas têm de arranjar tempo para fazer exercício. Escolhe uma atividade que gostes de fazer e depois fala com o teu profissional de saúde sobre um plano de exercício que vá ao encontro das tuas necessidades individuais. Tenta incluir atividade física de intensidade moderada a vigorosa durante pelo menos 40 minutos por dia, durante pelo menos 3 a 4 dias por semana, acima da atividade habitual no trabalho ou em casa. A atividade física regular ajuda a promover a saúde, o bem-estar psicológico e um peso corporal saudável. Fala sempre com o teu profissional de saúde sobre a tua dieta saudável e as tuas necessidades de exercício.

Controla o teu peso

Se tiveres excesso de peso, o teu profissional de saúde irá trabalhar contigo para perderes peso e baixares o teu índice de massa corporal (IMC) para um nível normal ou próximo do normal. Fazer alterações na dieta e aumentar a atividade física pode ajudar. A U.S. Preventive Services Task Force recomenda que adultos entre 40 e 70 anos com excesso de peso façam exames de glicemia pelo menos a cada 3 anos, desde que os resultados sejam normais. Se tiveres uma glicemia anormal, o teu médico pode recomendar aconselhamento comportamental para te ajudar a comer melhor e a fazer mais exercício.

Elimina o máximo de stress possível

Aprende técnicas de gestão do stress para te ajudar a lidar com o stress na tua vida doméstica e profissional. O stress aumenta os níveis hormonais e a inflamação que podem levar a doenças cardiovasculares.

1.3.8Medicação da doença cardivascular

São utilizados diferentes tipos de medicamentos, tais como:

- Inibidores da ECA como o ramipril.
- antagonistas da angiotensina-II, como o losartan.
- medicamentos anti-arrítmicos como a amiodarona.
- medicamentos anticoagulantes como a varfarina.
- medicamentos antiplaquetários como a aspirina.
- beta-bloqueadores como o bisoprolol.
- bloqueadores dos canais de cálcio como a amlodipina.
- medicamentos para baixar o colesterol como a sinvastatina e outras estatinas
- digoxina
- diuréticos (comprimidos para a água) como a bendroflumetiazida
- nitratos como gliceril trinitrat em comprimidos ou spray .

1.3.9 Resumo das doenças cardiovasculares

O sistema cardiovascular é constituído pelo coração, veias, artérias e capilares. Estes componentes formam dois sistemas circulatórios: o sistema circulatório sistémico e o sistema circulatório pulmonar. O ciclo cardíaco é composto por duas fases: sístole (relaxamento) e diástole (contração). Algumas doenças que podem afetar o coração incluem ataque cardíaco, acidente vascular cerebral, insuficiência cardíaca e arritmia. À medida que o corpo envelhece, o coração funciona de forma menos eficaz, especialmente durante períodos de elevada atividade física. As artérias também têm uma maior probabilidade de ficarem rígidas com a idade, o que aumenta a possibilidade de pressão arterial elevada e problemas cardiovasculares associados.

CAPÍTULO 2: CORAÇÃO

2.1 Estrutura do coração:

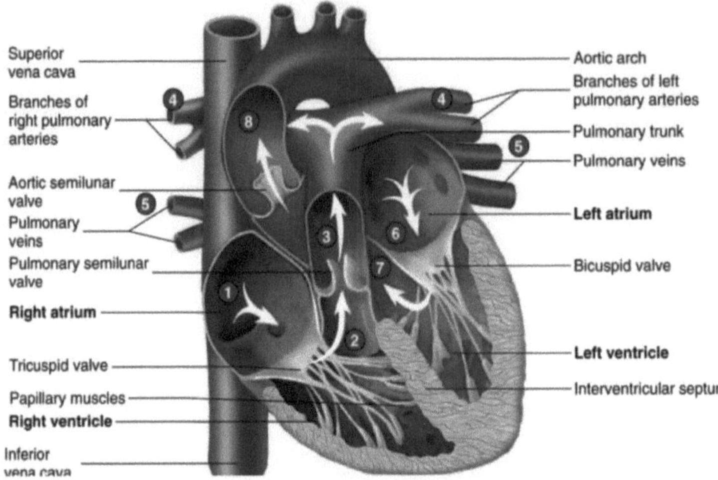

Figura: Coração

Estrutura do coração

O coração é rotulado como aparece num tórax, pelo que o lado esquerdo de uma imagem representa o lado direito do coração. A estrutura do coração humano inclui os seguintes componentes principais:

Câmaras

- Dois átrios (singular = átrio) - câmaras mais pequenas perto da parte superior do coração que recolhem o sangue do corpo e dos pulmões
- Dois ventrículos - câmaras maiores perto da base do coração que bombeiam o sangue para o corpo e para os pulmões

Válvulas cardíacas

- Válvulas atrioventriculares (entre as aurículas e os ventrículos) - válvula bicúspide do lado esquerdo; válvula tricúspide do lado direito
- Válvulas semilunares (entre os ventrículos e as artérias) - válvula aórtica do lado esquerdo

; válvula pulmonar do lado direito

Vasos sanguíneos

- As veias cavas (inferior e superior) alimentam a aurícula direita e devolvem o sangue desoxigenado do corpo
- A artéria pulmonar liga-se ao ventrículo direito e envia sangue desoxigenado para os pulmões
- A veia pulmonar alimenta a aurícula esquerda e devolve o sangue oxigenado dos pulmões
- A aorta estende-se a partir do ventrículo esquerdo e envia sangue oxigenado para todo o corpo.

2.2 Descrição do coração:

Todos os dias, o coração humano médio bate cerca de 100.000 vezes, bombeando 2.000 galões de sangue através do corpo.

De facto, o coração faz mais trabalho físico do que qualquer outro músculo ao longo da vida. Localizado entre os pulmões, no meio do peito, o coração bombeia sangue através da rede de artérias e veias conhecida como sistema cardiovascular. O sangue fornece oxigénio e nutrientes a todas as células e remove o dióxido de carbono e outros produtos residuais produzidos por essas células. O sangue é transportado do coração para o resto do corpo através de uma complexa rede de artérias, arteríolas e capilares. O sangue regressa ao coração através de vénulas e veias.

Partes do coração humano:O coração é constituído por quatro câmaras: duas câmaras superiores, conhecidas como aurícula esquerda e aurícula direita, e duas câmaras inferiores, chamadas ventrículos esquerdo e direito

É também constituído por quatro válvulas: a tricúspide, a pulmonar, a mitral e a aórtica.

- A aurícula direita recebe sangue não oxigenado das maiores veias do corpo - veia cava superior e veia cava inferior - e bombeia-o através da válvula tricúspide para o ventrículo direito.

- O ventrículo esquerdo bombeia sangue rico em oxigénio através da válvula aórtica para a aorta e para o resto do corpo.

As artérias coronárias correm ao longo da superfície do coração e fornecem sangue rico em oxigénio ao músculo cardíaco. Uma rede de tecido nervoso também atravessa o coração, conduzindo os sinais complexos que governam a contração e o relaxamento. A camada exterior do pericárdio envolve as raízes dos principais vasos sanguíneos do coração e a camada interior está ligada ao músculo cardíaco.

2.3 *História do Coração*

A descoberta de William Harvey sobre a função do coração e a circulação do sangue foi a maior descoberta médica de todos os tempos. No século IV a.C., o filósofo grego Aristóteles identificou o coração como o órgão mais importante do corpo, o primeiro a formar-se de acordo com as suas observações de embriões de pinto. Era a sede da inteligência, do movimento e da sensação - um órgão quente e seco. Aristóteles descreveu-o como um órgão com três câmaras que era o centro da vitalidade do corpo. No seu tratado Sobre a Utilidade das Partes do Corpo, escrito no século II d.C., Galeno reafirmou as ideias comuns sobre o coração como a fonte do calor inato do corpo e como o órgão mais intimamente relacionado com a alma: O coração é, por assim dizer, a pedra de toque e a fonte do calor inato pelo qual o animal é governado". "Também observou cuidadosamente muitas das suas propriedades físicas invulgares. "O coração é uma carne dura, que não se fere facilmente. Em termos de dureza, tensão, força geral e resistência a lesões, as fibras do coração ultrapassam de longe todas as outras, pois nenhum outro instrumento executa um trabalho tão contínuo e árduo como o coração." Argumentava que a expansão e a contração do coração eram uma função do seu papel como órgão inteligente: "A complexidade das fibras do coração foi preparada pela Natureza para desempenhar uma variedade de funções... alargando-se quando deseja atrair o que é útil, agarrando o seu conteúdo quando é altura de desfrutar do que foi atraído, e contraindo-se quando deseja expelir resíduos. "No entanto, Galeno não tinha medo de contradizer outros em questões de anatomia detalhada, como a afirmação de Aristóteles de que o coração é a origem dos nervos. Argumentava ainda que o coração era secundário ao fígado em sua importância para as operações do corpo, uma vez que não era o local de produção dos humores. À medida que os escritos científicos e filosóficos de Aristóteles se tornaram mais importantes no Islão e na Europa medievais, os médicos começaram a questionar as discrepâncias entre estes dois antigos. No início do século XI, por exemplo, Avicena, no seu Cânone de Medicina, integrou as ideias de Aristóteles na sua fisiologia, em grande parte galénica, quando escreveu: "O coração é a raiz de todas as faculdades e dá as faculdades de nutrição, vida, apreensão e movimento a vários outros membros". Acreditava que o coração produzia a respiração, o "poder vital ou calor inato" dentro do corpo; era um órgão inteligente que controlava e dirigia todos os outros. Identificou o pulso como "um movimento no coração e nas artérias que assume a forma de expansão e contração alternadas, através do qual a respiração fica sujeita à influência do ar inspirado". Apesar da recomendação de Avicena para prestar mais atenção ao coração e dos escritos do jurista-físico sírio Ibn al-Nafis no século XIII sobre o trânsito pulmonar, a maioria dos médicos preferia a ideia de Galeno de que as veias ligavam as operações do fígado ao coração, que fazia circular os espíritos vitais por todo o corpo através das artérias. Observa esta imagem publicada do coração, à esquerda. O renascimento da anatomia permitiu aos médicos clarificar as estruturas básicas do coração. Nesta altura, todos concordavam que o coração estava dividido em quatro partes, com dois ventrículos e duas aurículas. Interrogando-se sobre a confusão das divisões das câmaras do coração, Andrés de Laguna escreveu em 1535: "O coração tem apenas dois ventrículos, um direito e um esquerdo. Não sei qual é o significado do enigma proposto pelas pessoas que acrescentam um terceiro ventrículo ao coração, a não ser que talvez pretendam com ele os poros que se encontram no septo." O desenho à direita de Leonardo da Vinci, provavelmente da década de 1490, ilustra a imagem típica renascentista do coração como um órgão galénico com duas câmaras básicas divididas pelo septo. Olha bem para elaLeonardo, apesar de toda a sua capacidade de desenhar e observar o coração com grande precisão, não se afastou significativamente da descrição de Galeno. "O coração, por si só, não é o princípio da vida, mas é um vaso feito de músculo denso, vivificado e alimentado por uma artéria e uma veia, tal como os outros músculos. O coração é tão denso que o fogo dificilmente o pode danificar". No entanto, apresenta uma descrição mecânica mais elaborada do coração, sublinhando a relação entre calor e movimento. Começa a pensar no movimento real do coração: "Ao mesmo tempo, no mesmo sujeito, não podem ter lugar dois movimentos opostos, isto é, o arrependimento e o desejo. Portanto, se a aurícula superior direita e os ventrículos inferiores são um e o mesmo, é necessário que o conjunto provoque ao mesmo tempo um e o mesmo efeito, e não dois efeitos decorrentes de propósitos diametralmente opostos, como se vê no caso do ventrículo direito com o inferior, pois sempre que o inferior se contrai, o superior se dilata para acomodar o sangue que foi expulso do ventrículo inferior."Em meados do século XVI, alguns médicos começaram a interrogar-se sobre vários aspectos fundamentais do coração tradicional: Michael Servetus e Realdo Colombo voltaram ao tema levantado por Ibn al-Nafis: o trânsito pulmonar. Andreas Vesalius, que inicialmente aceitou a ideia do septo poroso, acabou por rejeitá-la por não a conseguir ver em repetidas dissecções de cadáveres. No entanto, foi só quando o médico inglês William Harvey escreveu o seu On the Circulation of the Blood (1628) que uma alternativa viável à fisiologia galénica se tornou amplamente aceite. Escreveu em 1653: "O coração está situado na 4ª e 5ª costelas. Portanto, é a parte principal porque está no lugar principal, como no centro de um círculo, o meio do corpo necessário". "Examina cuidadosamente a função de todas as suas diferentes partes e chega a uma conclusão inversa à de Galeno e dos seus leitores medievais e renascentistas: acredita que o coração trabalha ativamente quando está pequeno, duro e contraído (sístole), expulsando o sangue, e em repouso quando está grande e cheio de sangue (diástole). Em 1628, escreveu: "O único papel do coração é a transmissão do sangue e a sua propulsão, por meio das artérias, para as extremidades em todo o lado." Escusado será dizer que Harvey rejeitou firmemente a ideia de um septo poroso. No entanto, não contestou a interpretação metafísica do coração. O coração, como o Mestre Nicolau observou apropriadamente no final do século XII, era o principal "membro espiritual" do corpo. Como tal, era a sede de todas as emoções. "Se, de facto, só do coração nasce a raiva ou a paixão, o medo, o terror e a tristeza; se só dele brotam a vergonha, o prazer e a alegria, porque hei-de dizer mais?", escreveu Andreas de Laguna em 1535. Harvey descreveu metaforicamente o coração como o "rei" ou o "sol" do corpo para sublinhar o seu significado cosmológico. As imagens populares do coração, como esta imagem à tua esquerda, de meados do século XVII, combinavam ideias científicas e culturais. Esta imagem, que não é de um texto médico, transmite eficazmente uma anatomia externa detalhada do coração, ao mesmo tempo que demonstra o seu significado cultural.

No final do século XVII, o conhecimento anatómico do coração era surpreendentemente preciso e as ideias de Harvey foram amplamente aceites. O filósofo francês René Descartes, que foi um dos primeiros académicos a aceitar a nova teoria de Harvey, levou as suas ideias um pouco mais longe quando defendeu que o coração era como uma bomba ou, melhor ainda, um motor de combustão. O coração tornou-se um local importante para o debate sobre os prós e os contras das teorias mecanicistas e vitalistas do corpo, uma vez que servia ambas as agendas.

2.4 Como funciona o Heart

Coração humano:

O coração humano funciona como uma bomba que envia sangue para todo o corpo para te manter vivo. É um músculo, mais ou menos do tamanho do teu punho, no meio do peito, ligeiramente inclinado para a esquerda.

Função do coração humano:

Todos os dias, o teu coração bate cerca de 100.000 vezes. Este batimento bombeia continuamente cerca de cinco litros de sangue pelo teu corpo através de uma rede de vasos sanguíneos chamada sistema circulatório. Este sangue fornece oxigénio e nutrientes a todas as partes do teu corpo para ajudar os teus órgãos e músculos a funcionarem corretamente. O teu sangue também transporta o dióxido de carbono e os resíduos indesejáveis. O coração tem um lado esquerdo e um lado direito, separados por uma parede muscular fina chamada septo. Ambos os lados do teu coração têm uma câmara superior e uma câmara inferior. As câmaras superiores chamam-se aurícula esquerda e aurícula direita (ou átrios) e as câmaras inferiores chamam-se ventrículo esquerdo e ventrículo direito. Bombeia o sangue para os pulmões para obter um novo fornecimento de oxigénio. O lado esquerdo do teu coração bombeia o sangue re-oxigenado para o teu corpo.

O músculo cardíaco é constituído por três camadas de tecido: diagrama das câmaras cardíacas

- Pericárdio - um revestimento exterior fino que protege e rodeia o teu coração.
- Miocárdio - uma camada média espessa e muscular que se contrai e relaxa para bombear o sangue do teu coração.
- Endocárdio - uma camada fina e interna que reveste as quatro câmaras e as válvulas do coração.

Sistema elétrico do coração:

O sistema elétrico do nosso coração diz-lhe quando deve contrair-se e quando deve relaxar para manter o sangue a circular regularmente. As instruções para contrair e relaxar são transmitidas por sinais eléctricos, que são enviados pelo nó sinusal, conhecido como o pacemaker natural do coração. Normalmente, o nódulo sinusal envia os sinais eléctricos a um ritmo constante, mas o ritmo pode mudar dependendo das tuas emoções e se estás ativo ou em repouso - este é o teu ritmo cardíaco.

Fluxo sanguíneo à volta do coração e do corpo:

O nosso coração está ligado ao resto do sistema circulatório através de vasos sanguíneos chamados artérias e veias. As artérias transportam o sangue rico em oxigénio do coração para outras zonas do corpo e as veias devolvem o sangue desoxigenado dos órgãos ao coração. As artérias e as veias estão ligadas por vasos sanguíneos ainda mais pequenos, chamados capilares. O sangue flui à volta do teu coração e do resto do teu corpo numa só direção, como um sistema de tráfego de sentido único. As tuas válvulas cardíacas controlam a direção do nosso fluxo sanguíneo; funcionam como portas que se abrem e fecham a cada batimento cardíaco. Existem quatro válvulas no teu coração: a válvula tricúspide e a válvula pulmonar no lado direito do coração e a válvula mitral e a válvula aórtica no lado esquerdo do coração. Tal como o resto do teu corpo, o teu coração também precisa de ser abastecido com sangue rico em oxigénio para funcionar corretamente. As artérias coronárias são as artérias responsáveis pelo fornecimento de sangue oxigenado ao coração. As artérias coronárias estão espalhadas pelo exterior do coração para transportar o sangue.

O coração e os pulmões fornecem oxigénio ao teu sangue:

O nosso sangue passa pelo coração e pelos pulmões para ser re-oxigenado antes de ser bombeado para o resto do corpo. O oxigénio é adicionado ao teu sangue em quatro etapas principais, que são:A aurícula direita recebe o sangue com baixo teor de oxigénio que acabou de percorrer o corpo. A aurícula direita bombeia o sangue para o ventrículo direito. O ventrículo direito bombeia o sangue com baixo teor de oxigénio para os pulmões para obter um novo fornecimento de oxigénio. A aurícula esquerda recebe o sangue com alto teor de oxigénio dos pulmões e bombeia-o para o ventrículo esquerdo.

2.5 Fisiologia do coração

O coração: O coração é constituído por 4 câmaras, 2 aurículas e 2 ventrículos. O sangue desoxigenado regressa ao lado direito do coração através da circulação venosa. É bombeado para o ventrículo direito e depois para os pulmões, onde o dióxido de carbono é

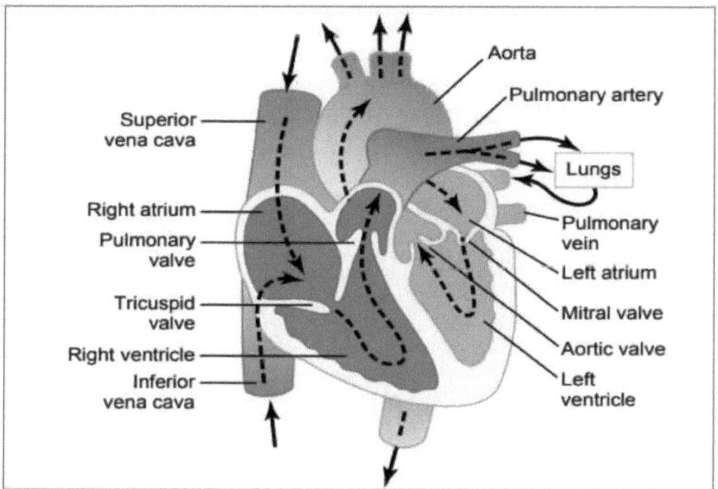

O sangue é libertado e o oxigénio é absorvido. O sangue oxigenado volta então para o lado esquerdo do coração, para as aurículas esquerdas e depois para o ventrículo esquerdo, de onde é bombeado para a aorta e para a circulação arterial.

A pressão criada nas artérias pela contração do ventrículo esquerdo é a pressão arterial sistólica. Depois de o ventrículo esquerdo se ter contraído completamente, começa a relaxar e a encher-se de sangue das aurículas esquerdas. A pressão nas artérias diminui enquanto o ventrículo se enche novamente. Esta é a pressão arterial diastólica.

O septo átrio-ventricular separa completamente os dois lados do coração. A menos que haja um defeito do septo, os dois lados do coração nunca comunicam diretamente. O sangue passa do lado direito para o lado esquerdo apenas através dos pulmões. No entanto, as câmaras trabalham em conjunto. As duas aurículas contraem-se em simultâneo e os dois ventrículos em simultâneo.

2.5 Resumo do coração

Coração, o órgão que bombeia o sangue, fazendo-o circular para todas as partes do corpo (ver circulação). O coração humano é uma bomba dupla de quatro câmaras, com os lados direito e esquerdo totalmente separados por um septo e subdivididos em ambos os lados num átrio superior e num ventrículo inferior. A aurícula direita recebe o sangue venoso das veias cavas superior e inferior (ver veia cava) e impulsiona-o para a circulação pulmonar. A aurícula esquerda recebe o sangue das veias pulmonares e envia-o para a circulação sistémica. Os sinais eléctricos de um pacemaker natural provocam a contração do músculo cardíaco. As válvulas do coração mantêm o sangue a fluir numa única direção e o seu fecho após cada contração provoca os sons que se ouvem como batimento cardíaco. Ver também sistema cardiovascular.

CAPÍTULO 3: MEDICAMENTOS

Uma forma de dosagem que contém um ou mais ingredientes activos e/ou inactivos. Os medicamentos existem em muitas formas de dosagem, incluindo comprimidos, cápsulas, líquidos, cremes e adesivos. Existem muitos tipos de medicamentos, tais como :

3.1 Inibidores da ECA: Os inibidores da ECA impedem que uma enzima no corpo produza angiotensina II, uma substância que estreita os vasos sanguíneos. Este estreitamento pode causar tensão arterial elevada e obriga o coração a trabalhar mais. A angiotensina II também liberta hormonas que aumentam a tensão arterial. Os inibidores da ECA estimulam a dilatação dos vasos sanguíneos ao inibir a produção de angiotensina II. Os principais órgãos que os inibidores da ECA afectam são os rins, os vasos sanguíneos, o coração, o cérebro e as glândulas supra-renais.

Exemplo: Benazepril, Captopril, Enalapril, Fosinopril, Lisinopril, Moexipr il, Perindopril, Quinapril.

3.2 Antagonistas da angiotensina-II: Os bloqueadores dos receptores da angiotensina II ajudam a relaxar as veias e artérias para baixar a tensão arterial e facilitar o bombeamento do sangue pelo coração. A angiotensina é um químico no teu corpo que estreita os vasos sanguíneos. Este estreitamento pode aumentar a tua pressão arterial e forçar o teu coração a trabalhar mais.Exemplo: Irbesartan, Valsartan, Losartan e Candesartan.

3.3 Agentes antiarrítmicos: actuam bloqueando os canais de sódio, potássio e cálcio da membrana, mas nenhum agente tem ação exclusiva sobre um determinado tipo de canal. As arritmias resultantes da reentrada constituem o maior grupo de arritmias clinicamente significativas. A maioria das arritmias resulta da depressão da função dos canais de sódio: Amiodarona, Bretylium, Dofetilida, Dronedarona, Ibutilida e Sotalol.

3.4 Anticoagulantes: actuam em diferentes locais do organismo.

A vitamina K é um dos factores da cascata da coagulação. Alguns actuam diretamente por inibição enzimática, enquanto outros actuam indiretamente, ligando-se à antitrombina ou impedindo a sua síntese a partir do fígado (factores dependentes da vitamina K).

Exemplo: Rivaroxabano, Dabigatrano, Pradaxaapixabano, Edoxabano.

3.5 Antiplaquetários: os medicamentos impedem as plaquetas de se juntarem e diminuem a capacidade do teu corpo de formar coágulos sanguíneos. Estes medicamentos são utilizados para tratar, e podem ajudar a prevenir, ataques cardíacos e acidentes vasculares cerebrais. A aspirina é o medicamento antiplaquetário mais utilizado: Clopidogrel, Ticagrelor, Ticlopidina, Prasugrel

3.6 Bloqueadores beta: actuam bloqueando os efeitos da hormona epinefrina, também conhecida como adrenalina. Os bloqueadores beta fazem com que o coração bata mais lentamente e com menos força, o que reduz a pressão arterial. Os bloqueadores beta também ajudam a alargar as veias e artérias para melhorar o fluxo sanguíneo.Exemplo: Acebutolol, Atenolol, Bisoprolol, Metoprolol.

3.7 Bloqueadores dos canais de cálcio: Actuam impedindo a entrada de cálcio nas células do coração e das artérias. O cálcio faz com que o coração e as artérias se comprimam (contraiam) mais fortemente. Ao bloquear o cálcio, os bloqueadores dos canais de cálcio permitem que os vasos sanguíneos relaxem e se abram.Exemplo: Amlodipina (Norvasc) Diltiazem (Cardizem, Tiazac, outros) Felodipina.

3.8 Medicamentos para baixar o colesterol: Os medicamentos com estatinas reduzem o colesterol LDL abrandando a produção de colesterol pelo fígado. Eles também aumentam a capacidade do fígado de remover o colesterol LDL que já está no sangue. Os sequestrantes de ácidos biliares ajudam a remover o colesterol da corrente sanguínea através da remoção dos ácidos biliares.

Exemplo: Atorvastatina, Fluvastatina, Lovastatina, Pitavastatina, Pravastatina, Rosuvastatina, Simvastatina.

3.9 Digoxina: A digoxina liga-se e inibe a sódio/potássio-ATPase (bomba de sódio) na membrana plasmática dos miócitos cardíacos. Esta inibição aumenta o teor de sódio intracelular que, por sua vez, aumenta o teor de cálcio intracelular, o que leva a um aumento da contratilidade cardíaca.

Exemplo: Lanoxina.

3.10 Diuréticos: Actuam diminuindo a reabsorção de sódio em diferentes locais do néfron, aumentando assim as perdas urinárias de sódio e água. Uma segunda classe de diuréticos, por vezes designada por aquaréticos, inibe a reabsorção de água através do bloqueio dos receptores de vasopressina ao longo do túbulo de ligação e do ducto coletor.

Exemplo:
Clorotiazida, Clortalidona, Hidroclorotiazida, Indapamida, Metolazona.

3.11 Nitrato: Os ésteres orgânicos de nitrato têm um efeito relaxante direto nos músculos lisos vasculares e a dilatação dos vasos coronários melhora o fornecimento de oxigénio ao miocárdio. A dilatação das veias periféricas e, em doses mais elevadas, das artérias periféricas, reduz a pré-carga e a pós-carga, diminuindo assim o consumo de oxigénio pelo miocárdio.

E xemplo: Nitroglicerina, Isosorbida, Nitroprussiato.

3.12 Resumo

A medicina é um medicamento ou um composto químico utilizado para tratar ou curar doenças. De acordo com a Encyclopædia Britannica, medicamento é "uma substância utilizada no tratamento de uma doença ou no alívio da dor". Os objectivos da medicina abrangem o alívio da dor e do sofrimento, a promoção da saúde e a prevenção da doença, o evitar da morte e a promoção de uma morte pacífica, a cura da doença quando possível e os cuidados com aqueles que não podem ser curados.

CAPÍTULO 4: CIRURGIA CARDIOVASCULAR

4.1 Cirurgia

O ramo da prática médica que trata de lesões, doenças e deformidades através da remoção física, reparação ou reajustamento de órgãos e tecidos, envolvendo frequentemente cortes no corpo, é designado por Cirurgia. É a arte, prática ou trabalho de tratar doenças, lesões ou deformidades através de procedimentos manuais ou operatórios.

Cirurgia cardíaca: pode corrigir certos problemas cardíacos quando outros tratamentos não funcionaram ou não podem ser usados. Em alguns casos, a cirurgia cardíaca pode ser uma emergência médica. Por exemplo, a cirurgia para um ataque cardíaco grave pode ter de ser feita imediatamente. Noutros casos, podes planear a cirurgia cardíaca com antecedência. Algumas cirurgias cardíacas são operações de grande porte, como a cirurgia de bypass cardíaco para artérias bloqueadas no coração. Outras cirurgias são procedimentos cardíacos mais pequenos, como a colocação de um pacemaker.

A cirurgia cardiovascular, também designada por cirurgia cardíaca ou cirurgia do coração, descreve qualquer procedimento cirúrgico que envolva o coração ou os vasos sanguíneos que transportam sangue de e para o coração, tais como:

- Cirurgia da aorta
- Cirurgia Cardíaca e Arritmias Cirurgia Cardíaca
- Cirurgia Cardíaca e Pediatria
- Insuficiência cardíaca Cirurgia cardíaca
- SIHD Cirurgia Cardíaca e VHD
- Cirurgia de coração aberto
- Cirurgia moderna do coração
- Transplante de coração
- Cirurgia de revascularização do miocárdio (CABG)

A cirurgia cardíaca deve ser tratada,

quando:

1. Doença arterial coronária (DAC) - quando uma substância pegajosa chamada placa estreita ou bloqueia as artérias que fornecem sangue ao músculo cardíaco.

II. Doenças das válvulas cardíacas - problemas com as válvulas que controlam o fluxo de sangue através do teu coração.

III. Arritmia - problemas com a frequência ou o ritmo do teu batimento cardíaco. São causados por alterações nos sinais eléctricos que controlam o teu batimento cardíaco.

IV. Insuficiência cardíaca - quando o teu coração está demasiado fraco ou rígido para bombear sangue rico em oxigénio suficiente para satisfazer as necessidades do teu corpo.

V. Aneurisma cardíaco - uma protuberância semelhante a um balão na parede de uma artéria. Pode ser fatal se o aneurisma se romper ou rebentar.

VI. Angina - dor no peito causada por doença das artérias coronárias.

VII. Estruturas cardíacas danificadas e anormais, incluindo defeitos cardíacos congénitos

- problemas de estrutura do coração com que já nasceste.

Cirurgia cardíaca:

- Cria um novo caminho para o sangue fluir à volta da parte bloqueada de uma artéria do coração. A isto chama-se um enxerto de bypass da artéria coronária (CABG), ou bypass cardíaco. É a cirurgia cardíaca mais comum em adultos. Substitui as válvulas cardíacas por uma válvula mecânica ou uma válvula biológica feita de tecido cardíaco de porco, vaca ou humano.
- Coloca um pacemaker ou um cardioversor desfibrilhador implantável (CDI) no peito para corrigir o teu ritmo cardíaco.
- Trata a fibrilhação auricular com pequenos cortes no músculo cardíaco. Os cortes formam cicatrizes que criam um caminho para os sinais eléctricos do coração (cirurgia do labirinto).
- Coloca um dispositivo no peito que pode incluir:

    I. Um cardioversor-desfibrilhador implantável (CDI) para ajudar a prevenir uma paragem cardíaca súbita.

    II. Um pacemaker biventricular para coordenar a ação de bombeamento do coração para que seja mais potente.

    III. Um dispositivo de assistência ventricular para ajudar o coração a bombear sangue.

    IV. Um coração artificial total para bombear sangue para o coração.

- Substitui um coração gravemente doente por um coração saudável (transplante cardíaco).
- Repara ou substitui a parte fraca de uma artéria cardíaca utilizando um remendo ou um tubo feito de tecido.
- Usa um laser para fazer pequenos canais através de parte do músculo cardíaco (revascularização transmiocárdica a laser).
- Repara lesões cardíacas ou problemas na formação do coração e dos vasos sanguíneos. As reparações dependem do tipo de defeito ou lesão.

A abordagem que um cirurgião utiliza para fazer uma cirurgia cardíaca depende do teu problema cardíaco, do teu estado geral de saúde e de outros factores. As abordagens à cirurgia cardíaca incluem:

- **A cirurgia de coração aberto** (também chamada cirurgia cardíaca tradicional) é quando o cirurgião abre o tórax para chegar ao coração. Como é difícil operar um coração a bater, são utilizados medicamentos para parar o coração. Uma máquina de bypass coração-pulmão mantém o sangue rico em oxigénio a circular pelo corpo durante a cirurgia.
- **A cirurgia cardíaca sem circulação extracorporal** é uma cirurgia de coração aberto num coração a bater sem utilizar uma máquina de bypass coração-pulmão. O cirurgião mantém o coração estável com um dispositivo. Os cirurgiões podem usar a cirurgia cardíaca sem circulação extracorpórea para fazer enxertos de bypass da artéria coronária (CABG), mas apenas em determinados casos.
- **A cirurgia cardíaca minimamente invasiva** utiliza pequenos cortes entre as costelas. Os cortes podem ser tão pequenos como 2 a 3 polegadas. O cirurgião insere instrumentos no tórax através dos cortes. Este tipo de cirurgia cardíaca pode ou não utilizar uma máquina de bypass coração-pulmão.
- **A cirurgia assistida por robô** é um tipo de cirurgia minimamente invasiva. O cirurgião utiliza um computador para controlar ferramentas nos braços de um robô. Isto permite que o cirurgião seja muito preciso ao efetuar operações difíceis.

4.2 Riscos da cirurgia cardíaca:

Como qualquer cirurgia, a cirurgia cardíaca tem riscos, embora os resultados sejam muitas vezes excelentes. Os riscos incluem:

- Hemorragia
- Infeção, febre e inchaço
- Um problema de anestesia (medicamento que te faz dormir durante a cirurgia)

- Arritmia
- Danos no coração, rins, fígado e pulmões
- Acidente vascular cerebral
- Os riscos da cirurgia cardíaca tendem a ser mais elevados se:
- A cirurgia é uma emergência.
- Tens outras condições médicas, incluindo:
    - Diabetes
    - Doenças renais
    - Doenças pulmonares
    - Doença arterial periférica (DAP)
- NIH: Instituto Nacional do Coração, Pulmão e Sangue

Redução dos riscos:

As abordagens de prevenção farmacológica e não farmacológica podem reduzir o risco de fibrilhação auricular após uma operação e reduzir o tempo de internamento hospitalar; no entanto, não há provas de que isto melhore a mortalidade.

CAPÍTULO 5: EFEITOS SECUNDÁRIOS DOS MEDICAMENTOS

Efeito secundário de um medicamento cardiovascular:

987 pacientes hospitalizados com várias doenças cardiovasculares foram estudados quanto aos efeitos colaterais dos medicamentos cardiovasculares aplicados. 12 doentes (1,2%) deram entrada no hospital devido a efeitos secundários dos medicamentos. No decurso do tratamento hospitalar foram registados 193 tipos de efeitos secundários dos medicamentos em III doentes (11,24%). 128 (66,32%) dos efeitos secundários deveram-se a causas farmacológicas, sendo os restantes de carácter imunológico. A maioria dos doentes que sofreram efeitos secundários de medicamentos eram mulheres - 60 (61,4%), e 64,84% dos doentes tinham mais de 50 anos de idade. A maioria dos efeitos secundários dos medicamentos foi causada por fármacos vasodilatadores coronários (31,53%), seguidos de antagonistas do cálcio (18%), glicosídeos cardíacos (12,6%), etc. Ressalta-se a necessidade do conhecimento dos riscos relacionados ao uso de medicamentos cardiovasculares, bem como o controle das reações adversas no decorrer do tratamento.

- Tonturas, vertigens e desmaios.
- Fadiga.
- Sente falta de ar durante a atividade ou em repouso.
- Sente falta de ar à noite quando tenta dormir ou acorda com falta de ar.
- Batimentos cardíacos irregulares que parecem rápidos, palpitantes ou agitados.
- Pernas, tornozelos ou pés inchados.

CAPÍTULO 6: COMPLICAÇÕES DOS MEDICAMENTOS CARDIOVASCULARES

Complicações cardiovasculares

Complicações cardiovasculares: As drogas de abuso estão a tornar-se mais evidentes devido ao aumento do seu consumo a nível mundial. O abuso de substâncias pode causar complicações cardiovasculares agudas e crónicas e a sua prevalência está a aumentar, especialmente em adultos jovens. Estas substâncias contribuem para o desenvolvimento de síndroma coronária aguda, lesão miocárdica do tipo 2, arritmias e cardiomiopatias, e têm inúmeras outras complicações cardiovasculares. Embora não existam directrizes de rastreio, a sensibilização clínica para estas potenciais complicações e a sua prevenção, apresentação clínica, diagnóstico e tratamento são extremamente importantes.

O tratamento das doenças cardiovasculares deve ser associado a intervenções sociais e de saúde mental adequadas para proporcionar um benefício clínico sustentado. Quanto maior for o número de substâncias utilizadas para fins recreativos, maior será o risco de doença cardíaca prematura. Estudos epidemiológicos demonstraram que 1 em cada 5 jovens adultos consome indevidamente várias substâncias e, muitas vezes, começa a consumir em idades mais jovens, com um maior risco de resultados adversos para a saúde a longo prazo. O objetivo desta revisão é destacar a epidemiologia básica, as complicações cardíacas e as opções de tratamento específicas das doenças causadas por substâncias de abuso comum, incluindo metanfetamina, cocaína, álcool, esteróides anabolizantes-androgénicos, canábis e tabaco.

CAPÍTULO 7: MEDICAMENTOS CARDIOVASCULARES LOCAIS E NÃO LOCAIS

Medicamento local e não local da doença CVS

Existem muitos tipos e combinações de medicamentos utilizados para tratar a doença arterial coronária (DAC) e o teu médico ou outro profissional de saúde decidirá qual a melhor combinação de tratamento para a tua situação. A seguir, apresentamos-te uma visão rápida de muitos medicamentos cardíacos típicos. A tua receita pode ter um nome diferente dos listados nesta tabela. As marcas normalmente disponíveis nos EUA são apresentadas entre parênteses após o nome genérico de cada medicamento. Alguns dos principais tipos de medicamentos cardiovasculares normalmente prescritos estão resumidos nesta secção. Para tua informação e referência, incluímos os nomes genéricos e os principais nomes comerciais para te ajudar a identificar o que podes estar a tomar. No entanto, a AHA não recomenda nem apoia nenhum produto específico. Se a tua medicação prescrita não estiver nesta lista, lembra-te que o teu médico e farmacêutico são as tuas melhores fontes de informação. É importante discutir todos os medicamentos que tomas com o teu médico e compreender os efeitos desejados e os possíveis efeitos secundários. Nunca pares de tomar um medicamento e nunca alteres a tua dose ou frequência sem primeiro consultares o médico que o prescreveu.

- Anticoagulantes
- Agentes antiplaquetários e terapia antiplaquetária dupla
- Inibidores da ECA
- Bloqueadores dos receptores da angiotensina II
- Inibidores do recetor de angiotensina-neprilisina
- Bloqueadores beta
- Bloqueadores dos canais de cálcio
- Medicamentos para baixar o colesterol
- Preparações de Digitalis
- Diuréticos
- Vasodilatadores

Inibidores da enzima de conversão da angiotensina (ACE)

- Benazepril (Lotensin)
- Captopril (Capoten)
- Enalapril (Vasotec)
- Fosinopril (Monopril)
- Lisinopril (Prinivil, Zestril)
- Moexipril (Univasc)
- Perindopril (Aceon)

- Quinapril (Accupril)
- Ramipril (Altace)
- Trandolapril (Mavik)

Bloqueadores (ou inibidores) dos receptores da angiotensina II

- Azilsartan (Edarbi)
- Candesartan (Atacand)
- Eprosartan (Teveten)
- Irbesartan (Avapro)
- Losartan (Cozaar)
- Olmesartan (Benicar)
- Telmisartan (Micardis)
- Valsartan (Diovan)

Bloqueadores beta

- Acebutolol (Sectral)
- Atenolol (Tenormin)
- Betaxolol (Kerlone)
- Bisoprolol/hidroclorotiazida (Ziac)
- Bisoprolol (Zebeta)
- Metoprolol (Lopressor, Toprol XL)
- Nadolol (Corgard)
- Propranolol (Inderal)
- Sotalol (Betapace)

Bloqueadores dos canais de cálcio

- Amlodipina (Norvasc)
- Diltiazem (Cardizem, Tiazac)
- Felodipina (Plendil)
- Nifedipina (Adalat, Procardia)
- Nimodipina (Nimotop)

- Nisoldipina (Sular)
- Verapamil (Calan, Verelan)

Medicamentos para baixar o colesterol

- Estatinas: Atorvastatina (Lipitor), Fluvastatina (Lescol), Lovastatina (Mevacor), Pitavastatina (Livalo), Pravastatina (Pravachol), Rosuvastatina (Crestor), Simvastatina (Zocor)
- Ácidos nicotínicos: Niacina

- Inibidor da absorção do colesterol: Ezetimiba (Zetia)
- Combinação de estatinas e inibidores da absorção do colesterol: EzetimibaZSimvastatina (Vytorin)

Preparações de Digitalis

- Digoxina (Lanoxina)

Diuréticos

- Acetazolamida (Diamox)
- Amilorida (Midamor)
- Bumetanida (Bumex)
- Clorotiazida (Diuril)
- Clortalidona (Hygroton)
- Furosemida (Lasix)
- Hidroclorotiazida (Esidrix, Hydrodiuril)
- Indapamida (Lozol)
- Metalozone (Zaroxolyn)
- Espironolactona (Aldactone)
- Torsemida (Demadex)

Vasodilatadores

- Dinitrato de isossorbida (Isordil)
- Mononitrato de isossorbida (Imdur)
- Hidralazina (Apresolina)
- Nitroglicerina (Nitro Bid, Nitro Stat)
- Minoxidil

Alfa e beta-bloqueadores combinados

- Carvedilol (Coreg, Coreg CR)
- Cloridrato de Labetalol (Normodyne, Trandate)

Agentes antiplaquetários e terapia antiplaquetária dupla (DAPT)

- Aspirina
- Clopidogrel (Plavix)
- Dipiridamol (Persantine)

- Prasugrel (Effient)
- Ticagrelor (Brilinta)

Anticoagulantes

- Dabigatran (Pradaxa)
- Edoxabano (Savaysa)
- Heparina (vários)
- Rivaroxabano (Xarelto)
- Varfarina (Coumadin)

Estrutura dos inibidores da ECA:

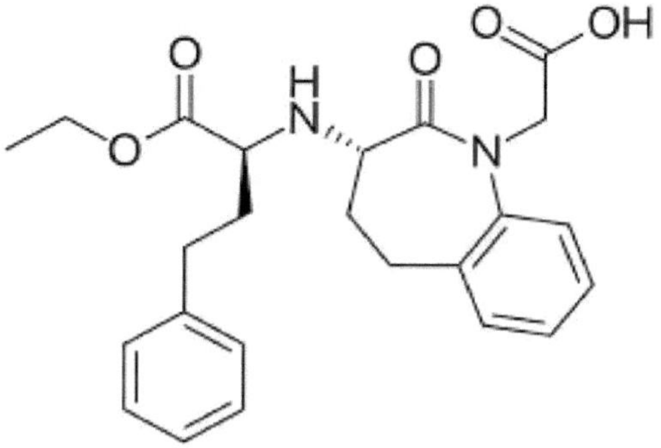

Benazepril

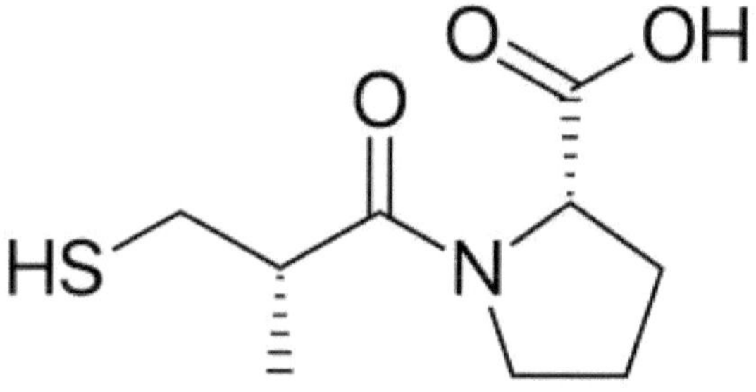

Captopril

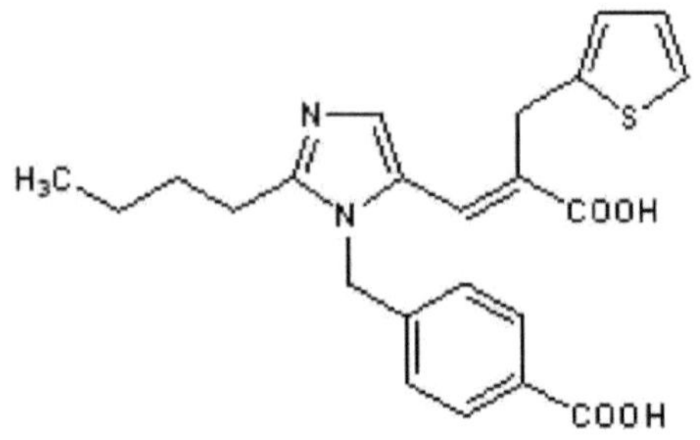

Eprosartan

Estrutura dos bloqueadores dos receptores de angiotensina II:

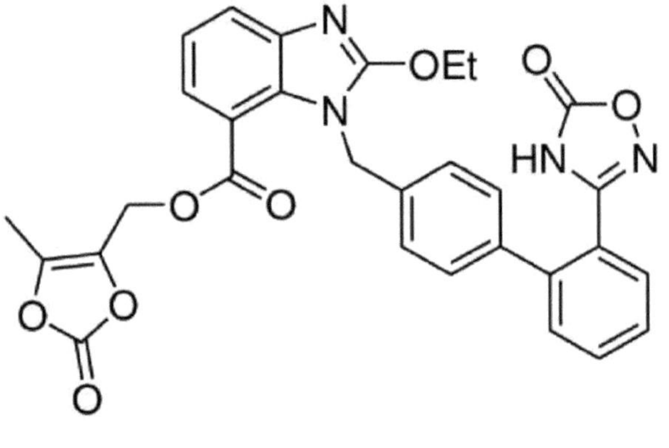

Azilsartan

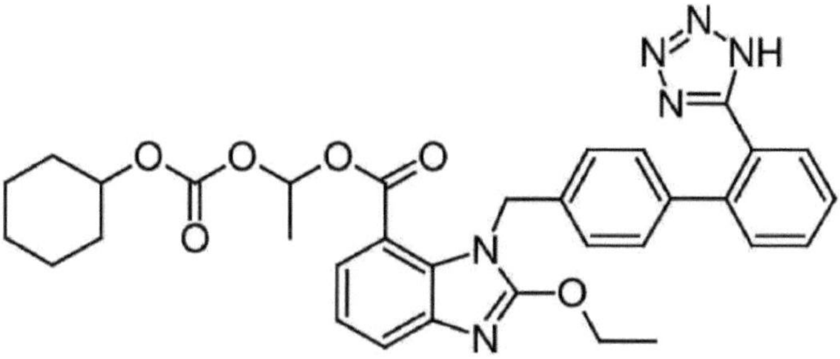

Candesartan

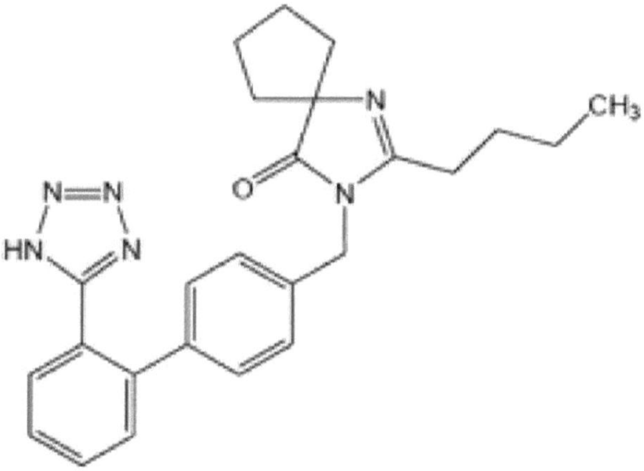

Irbesartan

Estrutura do bloqueador dos canais de cálcio:

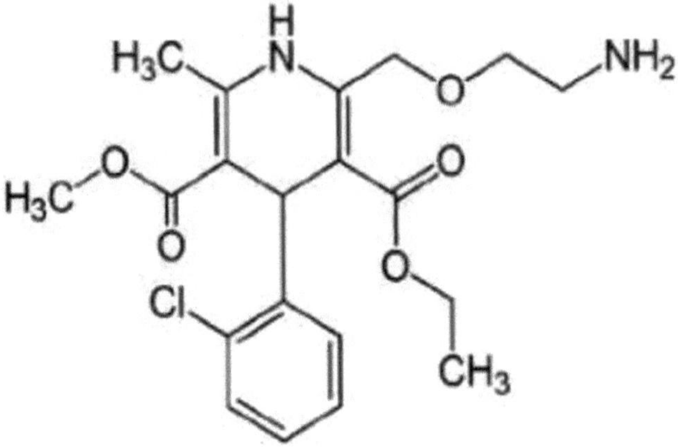

Amlodipine

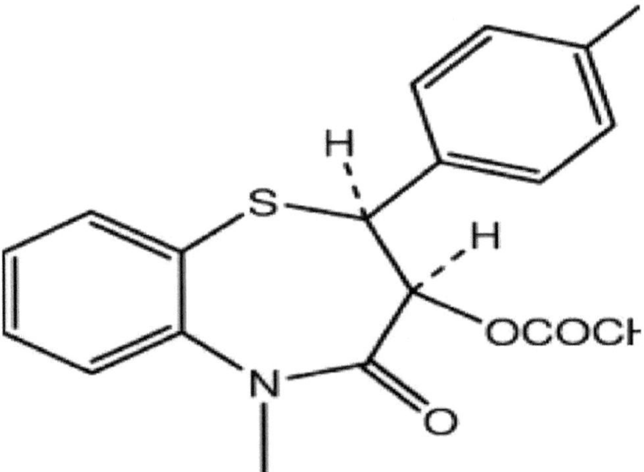

Diltiazem

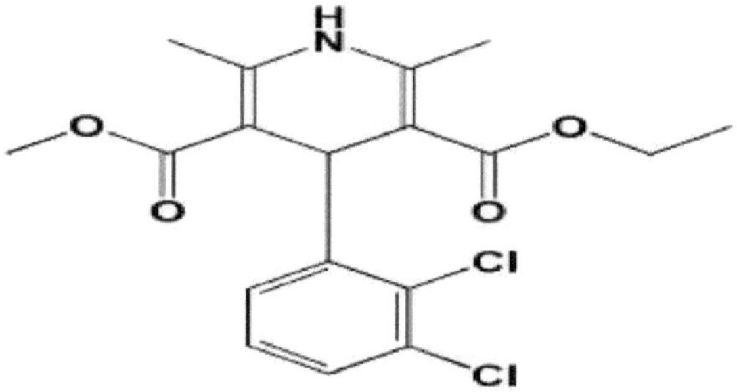

Felodipine

Estrutura dos bloqueadores beta:

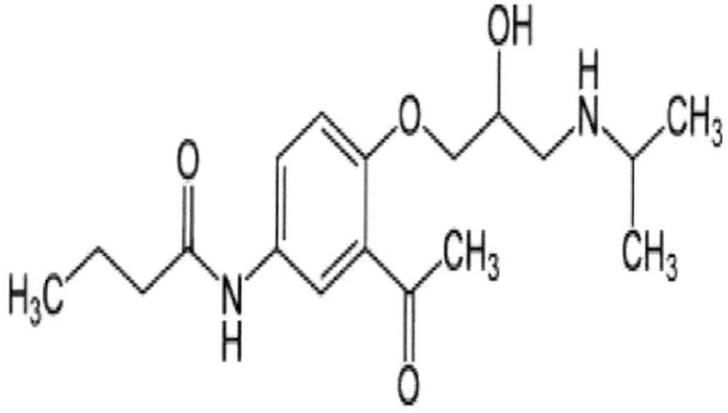

Acebutolol

Atenolol

Betaxolol

Estrutura dos medicamentos para baixar o colesterol:

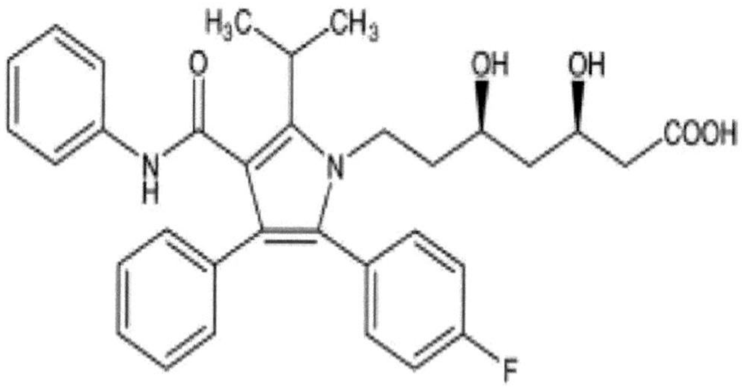

Atorvastatin

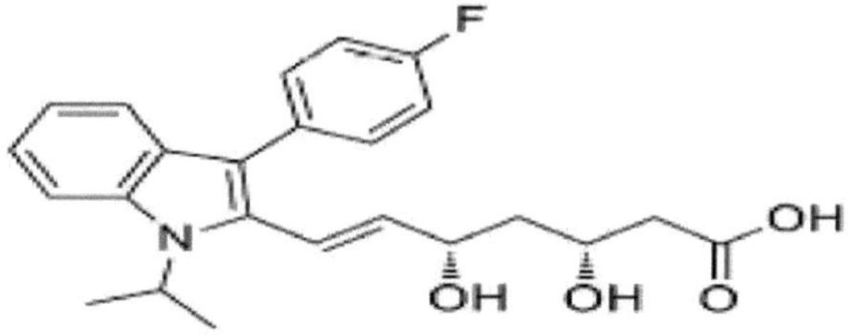

Fluvastatin

Rosuvastatin

Estrutura da Digitalis:

Digoxin

Estrutura dos diuréticos:

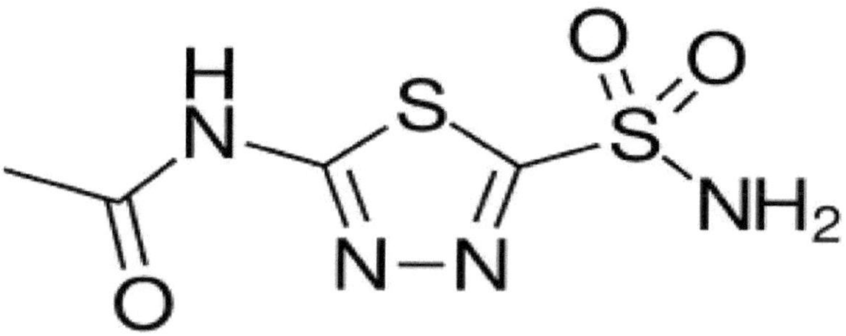

Acetazolamide

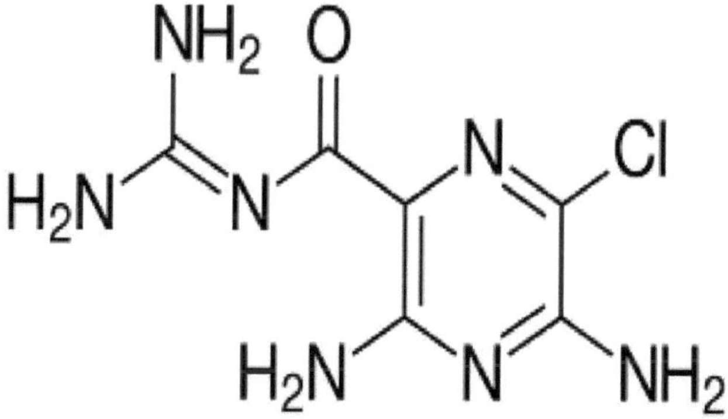

Amiloride

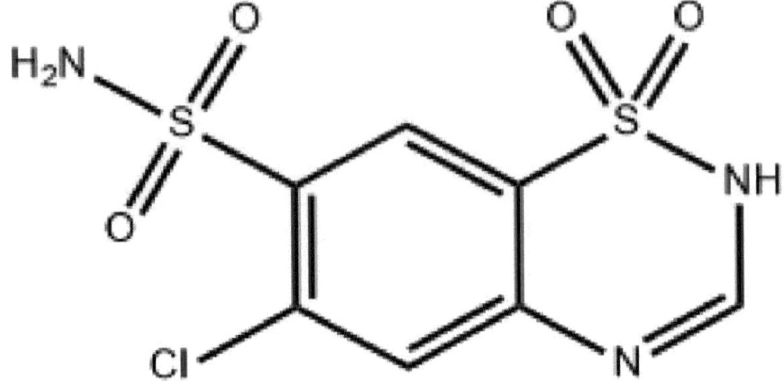

Chlorothiazide

Estrutura dos vasodilatadores:

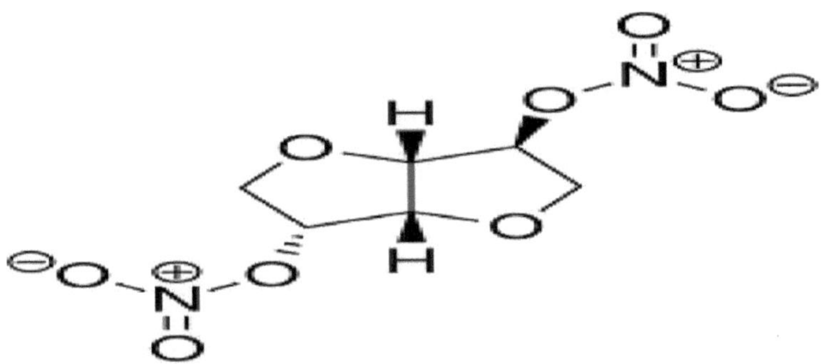

Isosorbide dinitrate

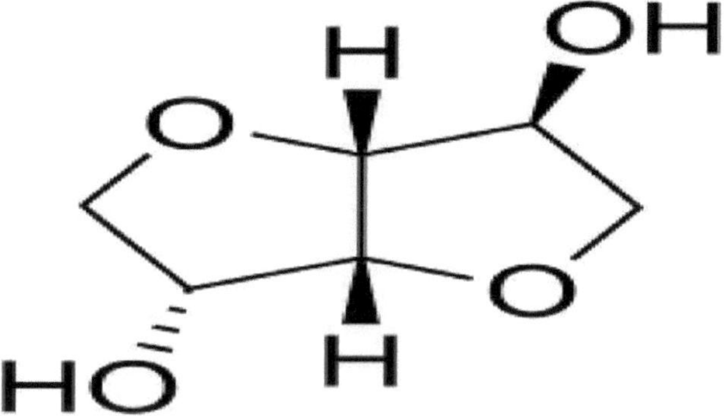

Isosorbide mononitrate

Hydralazine

Estrutura dos bloqueadores alfa e beta combinados:

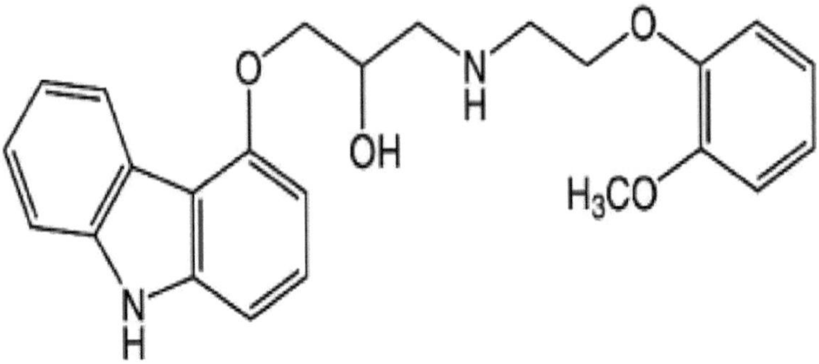

Carvedilol

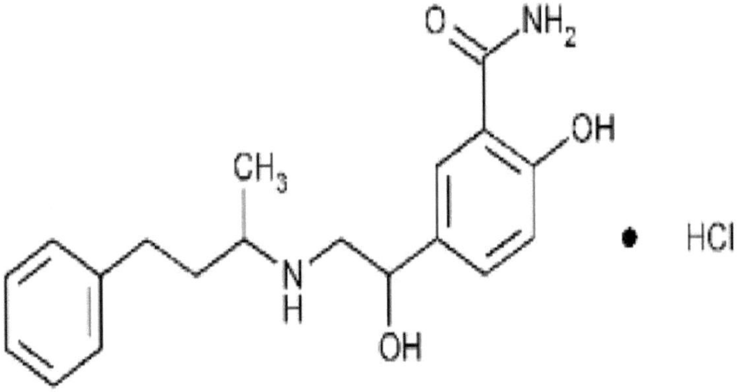

Labetalol hydrochloride

Estrutura dos agentes antiplaquetários e da terapia antiplaquetária dupla (DAPT):

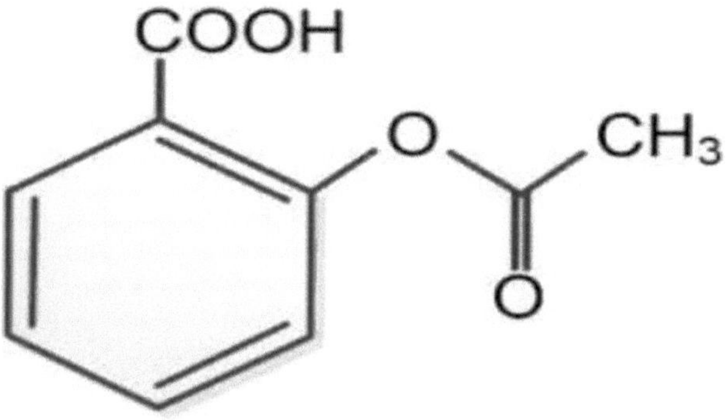

Aspirin

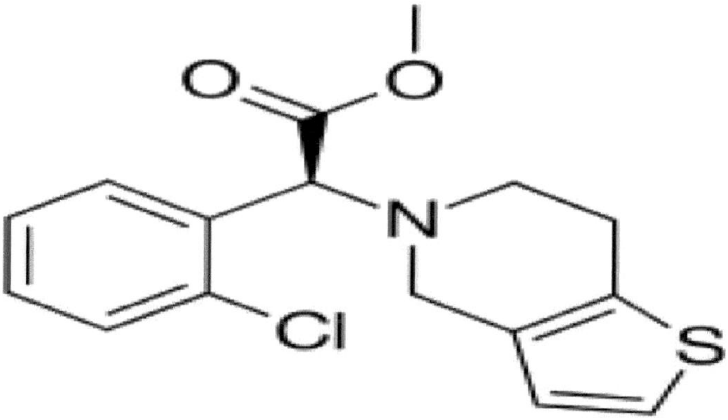

Clopidogrel

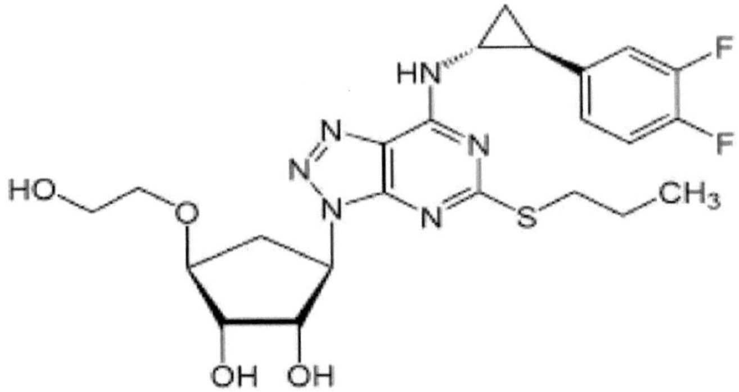

Ticagrelor

Estrutura dos anticoagulantes:

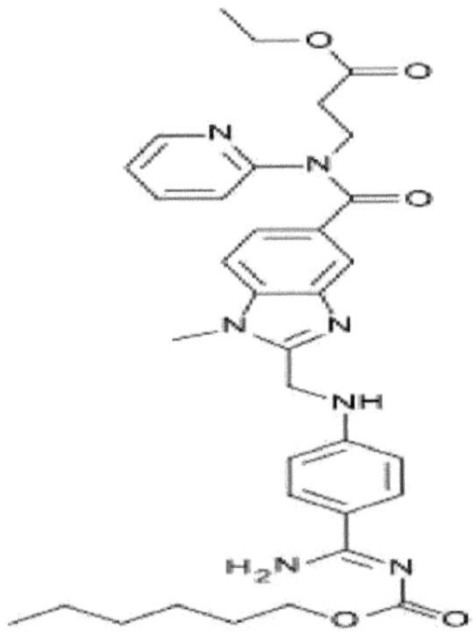

Dabigatran

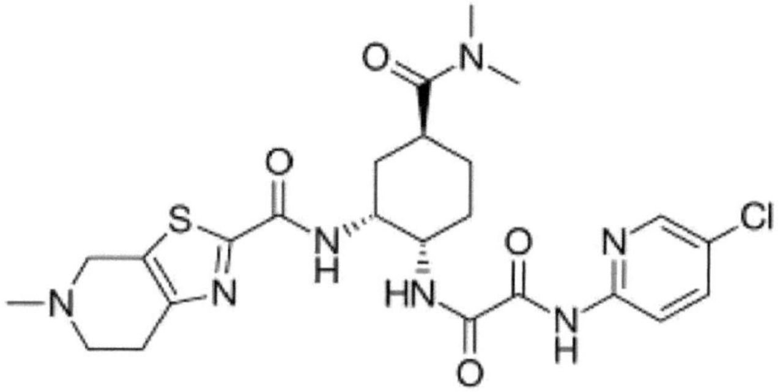

Edoxaban

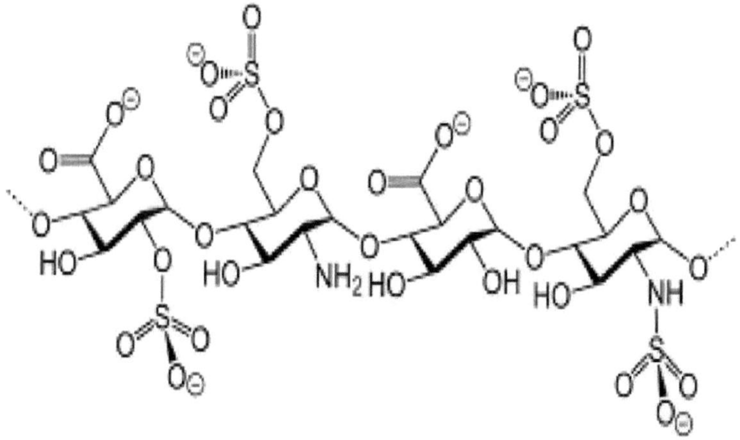

Heparin

CAPÍTULO 8: CONCLUSÃO

Conclusão

Uma das principais causas de morte no país é a doença cardiovascular que afecta o coração e os vasos sanguíneos. De acordo com as estatísticas, as doenças cardiovasculares estão na origem de 34% do total de mortes no país. Até agora, dizia-se que uma dieta pouco saudável e um estilo de vida inativo aumentavam o risco de doenças cardíacas. Agora, os cientistas dizem que a poluição do ar está a aumentar a tendência destas doenças. O risco de morte é elevado e aparece de repente. Um "ataque cardíaco" surge quase sem aviso e as pessoas ficam confusas. Para além da rapidez, uma outra preocupação que se prende com as doenças cardíacas é o facto de o custo do seu tratamento ser significativamente elevado. Há mais de duas décadas que se discute muito a prevalência, a prevenção e o tratamento das doenças cardíacas. No entanto, há menos investigação no país sobre esta matéria. Não existem inquéritos nacionais ou estatísticas baseadas na investigação sobre o número de pessoas afectadas por esta doença, o número de pessoas que morrem e o número de pessoas em risco. Os investigadores e os decisores políticos continuam a basear-se nas estimativas das organizações internacionais envolvidas ou da Organização Mundial de Saúde. A plataforma internacional sobre doenças transmissíveis NCDportal.com afirma que as doenças cardiovasculares são responsáveis por 34% das mortes que ocorrem no Bangladesh todos os anos. Em termos de números, o número de mortes ascende a mais de 270 mil. Neste contexto, o Dia Mundial do Coração foi celebrado no Bangladesh na quinta-feira, tal como em todos os outros países do mundo. O slogan do Dia do Coração deste ano é "Usa o coração para todos os corações" e exorta toda a gente a ter cuidado com o coração.SM Mustafa Zaman, professor do departamento de cardiologia da Universidade de Medicina Bangabandhu Sheikh Mujib, disse ao Prothom Alo: "A essência do slogan deste ano é que todos nós, em conjunto, temos de cuidar do coração de cada um de nós e ter cuidado com a natureza. O batimento cardíaco tem de ser mantido para bem da humanidade." O Bangladesh é agora quase autossuficiente no tratamento de doenças cardiovasculares. Falando com cardiologistas e cirurgiões cardíacos, verificou-se que o Bangladesh tem todos os requisitos, incluindo mão de obra qualificada, tecnologia moderna e equipamento necessário para o tratamento de doenças cardiovasculares no país, exceto apenas três: o transplante cardíaco ainda não começou no país. Os médicos do país ainda não dominam o tratamento de algumas doenças cardíacas congénitas. A urbanização, as mudanças nos hábitos alimentares, por exemplo, habituar-se a comer alimentos gordurosos em excesso, praticar menos atividade física, não descansar o suficiente, estar sob demasiado stress - tudo isto aumenta o risco de doenças cardiovasculares. Isto significa que um estilo de vida pouco saudável contribui para as doenças cardíacas. Agora, os cientistas dizem que não só um estilo de vida pouco saudável, mas também a poluição atmosférica está a aumentar a taxa de doenças cardiovasculares. Segundo informações da Federação Mundial do Coração, a poluição atmosférica está na origem de 25% de todas as mortes provocadas por doenças cardiovasculares. A poluição atmosférica é um dos principais problemas de saúde pública do Bangladesh. O relatório conjunto do Instituto de Efeitos na Saúde dos Estados Unidos e do Instituto de Métricas e Avaliação da Saúde "Qualidade do Ar e Saúde nas Cidades", publicado em agosto passado, afirma que Daca, a capital do Bangladesh, ocupa globalmente o quinto lugar na lista das cidades com o ar mais poluído. Por outro lado, o relatório global sobre a poluição atmosférica, publicado em 2020, refere que 15% das mortes relacionadas com doenças cardiovasculares no Bangladesh são causadas por partículas (PM 2,5) presentes no ar. O chefe do departamento de epidemiologia e investigação do Hospital da Fundação Nacional do Coração e professor do Instituto, Sohel Reza Choudhury, tem vindo a fazer investigação sobre as causas, a prevenção e o tratamento das doenças cardiovasculares há vários anos. Em conversa com Prothom Alo, afirmou: "Não é que haja mais poluição apenas nas megacidades." Os fornos de tijolo, adjacentes às cidades, estão a poluir o ar. Nas aldeias, as mulheres passam o tempo a ser engolidas pelo fumo, enquanto cozinham. Se quisermos reduzir a taxa de doenças cardíacas, não basta falar apenas de mudanças no estilo de vida. Temos também de tomar iniciativas para controlar a poluição atmosférica", acrescentou.

CAPÍTULO 9: REFERÊNCIA

Referência:

1. Farley A, McLafferty E, Hendry C. O sistema cardiovascular. 2012 Oct 31-
6 de novembro, Stand de Enfermagem. 27(9):35-9. [PubMed]
2. Edgardo Olvera Lopez; Brian D. Ballard; Arif Jan[55] Cardiovaseular Doença[55] Treasure Island (FL): StatPearls Publishing; 2022 Jan-.75(4):27-30.
3. Edward B. Walker;Cardiovascular DrugsJul 4, 2022.11:229-36.
4. Carl Waldmann, Andrew Rhodes, Neil Soni, Jonathan Handy[55] Medicamentos cardiovasculares" Páginas 177-204.Publicado: julho 2019
5. Dr. Ananya Mandal, MD Sally Robertson, Jun 20, 2019 65-70
6. A Peeters, AA Mamun, F Willekens[55] Uma história de vida cardiovascular"- European heart ..., 2002 -55(4)
7. P. Cirillo et al "The adipokine visfatin induces tissue fator expression in human coronary artery endothelial cells Another piece in the adipokines puzzle" Thromb Res,(2012)
8. Tsao CW, Aday AW, Almarzooq ZI, Beaton AZ, Bittencourt MS, Boehme AK, et al. Heart Disease and Stroke Statistics-2022 Update: A Report From the American Heart Association Circulation. 2022; 145(8):e153-e639.
9. Libby P. Inflamação e mecanismos de doença cardiovascular. Am J Clin Nutr. 2006; 83:456S- 460S
10. James Scotf[5] Fisiopatologia e bioquímica do sistema cardiovascular disease"1O.1O16/j.gde.2004.04.012
11. Jacob oram "Screening for Cardiovascular Disease Risk with Eletrocardiografia: Declaração de Recomendação" 25(9),258-263
12. Dr. Ananya MandalJCardiovascular Disease Diagnosis[5555] Last Updated: 31 de maio de 2019,258-270.
1 3.Sutcliffe P, Connock M, Gurung T, Freeman K, Johnson S, Ngianga-Bakwin K, et al. (2013). "Aspirina na prevenção primária de doenças cardiovasculares e cancro: uma revisão sistemática do balanço de evidências de revisões de ensaios aleatórios". PLOS ONE. 8 (12):

14. Healthwise Staff,Rakesh K. Pai MD, FACC - Cardiologia, Eletrofisiologia & Martin J. Gabica MD - Medicina Familiar & Adam Husney MD - Medicina Familiar & Stephen Fort MD, MRCP, FRCPC - Cardiologia Intervencionista.

15. Centros de Controlo e Prevenção de Doenças. Factos sobre as doenças cardíacas. (https://www.cdc.gov/heartdisease/facts.htm) Acessado em 25/08/2021.
16. Fundação do Coração. Como funciona o coração. (https://www.heartfoundation.org.nz/your-heart/how-the-heart-works) Acessado em 25/08/2021.
17. O meu Healthfinder. Mantém o teu coração saudável. (https://health.gov/myhealthfinder/topics/health- conditions/heart-health/keep-your-heart-healthy) Acedido a 25/08/2021.
18. Instituto Nacional do Coração, Pulmão e Sangue. Como funciona o coração. (https://www.nhlbi.nih.gov/health-topics/how-heart-works) Acessado em 25/08/2021.
19. Priest BT, McDermott JS. Cardiac ion channels. Channels (Austin). 2015;9(6):352-9. [PMC free article] [PubMed]
20. Concede AO. Cardiac ion channels. Circ Arrhythm Electrophysiol. 2009 Apr;2(2) :185-94. [PubMed]
2 1.Spodick DH, Raju P, Bishop RL, Rifkin RD. Definição operacional de frequência cardíaca sinusal normal. Am J Cardiol. 1992 May 01;69(14):1245-6. [PubMed]
22. Chandler NJ, Greener ID, Tellez JO, Inada S, Musa H, Molenaar P, Difrancesco D, Baruscotti M, Longhi R, Anderson RH, Billeter R, Sharma V, Sigg DC, Boyett MR, Dobrzynski H. A arquitetura molecular do nó sinusal humano: uma visão da função do marcapasso cardíaco.Circulation. 2009 Mar 31;119(12):1562-75. [PubMed]
23. Warnes CA, Williams RG, Bashore TM, Child JS, Connolly HM, Dearani JA, Del Nido P, Fasules JW, Graham TP, Hijazi ZM, Hunt SA, King ME, Landzberg MJ, Miner PD, Radford MJ, Walsh EP, Webb GD. ACC/AHA 2008 guidelines for the management of adults with congenital heart disease: a report of the American College of Cardiology/American Heart Association Task Force on Practice Guidelines (Writing Committee to Develop Guidelines on the Management of Adults With Congenital Heart Disease). Desenvolvido em colaboração com a American Society of Echocardiography, Heart Rhythm Society, International Society for Adult Congenital Heart Disease, Society for Cardiovascular Angiography and Interventions, e Society of Thoracic Surgeons. J Am Coll Cardiol. 2008 Dec 02;52(23):e143-e263. [PubMed]
24. Nishimura RA, Otto CM, Bonow RO, Carabello BA, Erwin JP, Guyton

RA, O'Gara PT, Ruiz CE, Skubas NJ, Sorajja P, Sundt TM, Thomas JD, American College of Cardiology/American Heart Association Task Force on Practice Guidelines. 2014 AHA/ACC guideline for the management of patients with valvular heart disease: a report of the American College of Cardiology/American Heart Association Task Force on Practice Guidelines. J Am Coll Cardiol. 2014 Jun 10;63(22):e57- 185

25. Bakhireva LN, Barrett-Connor E, Kritz-Silverstein D, Morton DJ (junho de 2004). "Preditores modificáveis de perda óssea em homens mais velhos: um estudo prospetivo". *Am JPrev Med.* **26** (5): 436-42.

26. Champe, Pamela C.; Richard Hubbard Howland; Mary Julia Mycek; Harvey, Richard P. (2006). *Pharmacology*. Filadélfia: Lippincott William & Wilkins. p. 269. ISBN 978-0-7817-4118-7.

27. Mutschler, Ernst (1995). *Acções dos medicamentos: princípios básicos e aspectos terapêuticos. Estugarda*, Alemanha: Medpharm Scientific Pub. p. 460

28. Rejnmark L, Vestergaard P, Pedersen AR, Heickendorff L, Andreasen F, Mosekilde L (janeiro de 2003). "Relações dose-efeito dos diuréticos de alça e tiazídicos na homeostase do cálcio: um estudo cruzado múltiplo, aleatório, duplamente cego e em quadrado latino em mulheres osteopénicas na pós-menopausa". *Eur. J. Clin. Invest.* **33** (1): 41-50.

29. Armstrong LE, Casa DJ, Maresh CM, Ganio MS (julho de 2007). "Cafeína, equilíbrio fluido-eletrólito, regulação da temperatura e tolerância ao calor do exercício". *Exercise and Sport Sciences Reviews.* **35** (3): 135-40.

3 0.Schrier, Robert W.; Gross, Peter; Gheorghiade, Mihai; Berl, Tomas; Verbalis, Joseph G.; Czerwiec, Frank S.; Orlandi, Cesare (2006-11-16). "Tolvaptan, um antagonista seletivo dos receptores orais da vasopressina V2, para a hiponatremia". *Jornal de Medicina da Nova Inglaterra.* **355** (20): 2099-2112.

31. Khan, M. I. Gabriel (2006). Encyclopedia of Heart Diseases. Elsevier. p. 160. ISBN 978-0-12- 406061-6. Recuperado em 10 de setembro de 2010.

32. Lamster IB, Northridge ME, eds. (2008). Melhorar a Saúde Oral dos Idosos: An Interdisciplinary Approach. Nova Iorque: Springer. p. 87. ISBN 978-0-387-743370. Obtido em 23 de outubro de 2010.

33. Rothfeld GS, Romaine DS (2005). A Enciclopédia da Saúde do Homem. Amaranto. p. 48. ISBN 978- 0-8160-5177-9. Recuperado em 23 de outubro de 2010.

34. Manger WM, Gifford RW (2001). 100 perguntas e respostas sobre Hipertensão. Blackwell Science. p. 106. ISBN 978-0-632-04481-8. Retrieved September 10, 2010. beta blockers dilation of blood vessels.
35. Hurst, J.W. (1997). Schlant, Robert C. (ed.). Hurst's the Heart. Vol. 2. Blackwell Science. p. 1564. ISBN 978-0-07-912951-2. Recuperado em 7 de outubro de 2010.
36. Reid, J.L. (2001). Lecture notes on clinical pharmacology. Vol. 6. Blackwell Science. p. 76. ISBN 978-0-632-05077-2. Recuperado em 11 de março de 2011.
37. "Monografia de Cloridrato de Labetalol para Profissionais". Drogas.com.
Sociedade Americana de Farmacêuticos do Sistema de Saúde. Recuperado em 3 de março de 2019.
38. Verma AK, Brighton TA. O inibidor direto do fator Xa rivar= oxaban. Med J Aust 2009;190:379- 83.
3 9.Stangier J, Rathgen K, Stahle H, Gansser D, Roth W. The pharmacokinetics, pharmacodynamics and tolerability of dabigatran etexilate, a– new oral direct thrombin inhibitor, in healthy male subjects. Br J Clin Pharmacol 2007;64:292- 303.
40. Administração de Alimentos e Medicamentos dos EUA. Ata da reunião do Comité Consultivo para os medicamentos cardiovasculares e renais do Xarelto (rivaro= xaban). 2009 Mar = 19.
41. American Journal of Hypertension, Volume 18, Número 5, maio de 2005, Páginas 720-730, https://doi.org/10.1016/j. amjhyper.2004.11.032
42. Farmácia Autor: Omudhome Ogbru, PharmD Editor de Medicina e Farmácia: Jay W. Marks, MD Revisão Médica em 31/10/2022
43. Doulamis, Ilias P.; Spartalis, Eleftherios; Machairas, Nikolaos; Schizas, Dimitrios; Patsouras, Dimitrios; Spartalis, Michael; Tsilimigras, Diamantis I.; Moris, Demetrios; Iliopoulos, Dimitrios C.; Tzani, Aspasia; Dimitroulis, Dimitrios (2019). "O papel da robótica na cirurgia cardíaca: uma revisão sistemática". Jornal de Cirurgia Robótica. 13 (1): 41-52. doi:10.1007/s11701-018-0875-5. ISSN 18632491. PMID 30255360. S2CID 52821925.
44. "Cirurgia Cardíaca | Cuidados com a Incisão". my.clevelandclinic.org. Recuperado em 8 de julho de 2016.
45. "O que esperar após uma cirurgia cardíaca" (PDF). sts.org. Arquivado

do original (PDF) em 30 de agosto de 2017. Recuperado em 8 de julho de 2016.

46. "O que esperar após a cirurgia de bypass da artéria coronária - NHLBI, NIH". www.nhlbi.nih.gov. Recuperado em 8 de julho de 2016.

47.Stark J; Gallivan S; Lovegrove J; et al. (março de 2000). "Taxas de mortalidade após cirurgia para defeitos cardíacos congénitos em crianças e desempenho dos cirurgiões". Lancet. 355 (9208): 1004-7. doi:10.1016/S0140-6736(00)90001-1. PMID 10768449. S2CID 26116465.

48. Klitzner TS; Lee M; Rodriguez S; Chang RK (maio de 2006). "Relacionadas com o sexo disparidade na mortalidade cirúrgica entre pacientes pediátricos". Doença Cardíaca Congénita. 1 (3): 77-88. doi:10.1111/j.1747-0803.2006.00013.x. PMID 18377550.

49. Naylor AR, Bown MJ (2011). "Acidente vascular cerebral após cirurgia cardíaca e sua associação com doença carotídea assintomática: uma revisão sistemática atualizada e meta-análise". Eur J Vasc Endovasc Surg. 41 (5): 607-24. doi:10.1016/j.ejvs.2011.02.016. PMID 21396854.

50. Newman M; Kirchner J; Phillips-Bute B; Gaver V; Grocott H; et al. (2001). "Avaliação longitudinal da função neurocognitiva após cirurgia de bypass da artéria coronária". N Engl J Med. 344(6): 395-402. doi:10.1056/NEJM200102083440601. PMID 11172175.

51. Van Dijk D; Jansen E; Hijman R; Nierich A; Diephuis J; et al. (2002). "Resultado cognitivo após cirurgia de revascularização do miocárdio com e sem circulação extracorpórea: um estudo randomizado". JAMA. 287(11): 1405-12. doi:10.1001/jama.287.11.1405. PMID 11903027.

52. Andrew, P.S. e Eugene, B. 2006. In: Harrison's Principle of Internal Medicine (Kasper D.L., Braunwald, E., Fauci, A.S., Hauser, S.L., Longo, D.L., Jameson, J.L., Eds.), McGraw-Hill Medical Publishing Division, 16e, Capítulo 226 1434-1444.

53. Badiuzzaman, M., Mohammed, F.R., Chowdhury, F.R., Bari, M.S., Alam, M.B. e Ahasan, H.N. 2009. Prevalência de factores de risco modificáveis entre os doentes com AVC num hospital de cuidados terciários em Dhaka. J. Medicine. 10, 18-21.

54. Insights de negócios. 2011. In: The Cardiovascular Market Outlook to 2016. Business Insights Ltd.,pp. 13-14, 46.
55. Cappuccio, F.P., Markandu, N.D., Singer, D.R., Crane, M., Carney, C. e MacGregor, G.A. 1993. Comparação em dupla ocultação entre a nifedipina e a amlodipina para o tratamento da hipertensão essencial. J. Hum. Hypertens.7, 365-368.
56. Comeau, D.G., Sketris, I., Kephart, G.C., Bata, I.R. e Wolf, H.K. 1998. The change in composition and cost of antihypertensive drug treatment between 1985 and 1995 in the Halifax County MONICA area. Circulation. 97, 826-834.
57. Doggrell, S.A. 2001. O Ramipril é o pril para a diabetes e a doença renal? Drogas Hoje (Barc). 37, 321-331.
58. Dukes, M.N.G. e Organização Mundial de Saúde. 1993. Utilização de medicamentos
Studies: Methods and Uses (Dukes, M.N.G., Ed.), WHO Regional Publicações, Série Europeia, n.º 45, Introdução, pp. 1-4.
59. Lu, X., Mu, L., Zhang, H., Liu, J., Su, M., Zhao, H., et al. (2017). Prevalência, conhecimento, tratamento e controlo da hipertensão na China: dados de 1·7 milhões de adultos num estudo de rastreio de base populacional (China PEACE Million Persons Project). Lancet 390 (10112), 2549-2558. doi:10.1016/s0140-6736(17)32478-9
60. Niens, L. M., Cameron, A., Van de Poel, E., Ewen, M., Brouwer, W. B., e Laing, R. (2010). Quantificar os efeitos empobrecedores da compra de medicamentos: uma comparação entre países sobre a acessibilidade dos medicamentos no mundo em desenvolvimento. PLoS Med. 7 (8), e1000333. doi:10.1371/journal.pmed.1000333
61. Rushton, C. A., Stromberg, A., Jaarsma, T., e Kadam, U. T. (2014). Prescrição de terapia de insuficiência cardíaca multidrogas e ideal em populações de prática geral mais velhas: um estudo de ligação de dados clínicos. BMJ Open 4 (1), e003698. doi:10.1136/bmjopen-2013-003698
62.Stramba-Badiale, M. (2008). Subtipos de fibrilhação auricular, risco de acidente vascular cerebral e terapia antitrombótica. Eur. Heart J. 29 (7), 840-842.
doi:10.1093/eurheartj/ehm594
63.Wan, T., Zheng, J., Mann, J., Li, D., Jiang, D., Zhang, J., et al. (2017). Efeitos da distribuição de macronutrientes no peso e no perfil

cardiometabólico relacionado em chineses saudáveis e não obesos: um ensaio de alimentação controlado randomizado de 6 meses. EBioMedicine 22, 200-207. doi:10.1016/j.ebiom.2017.06.017

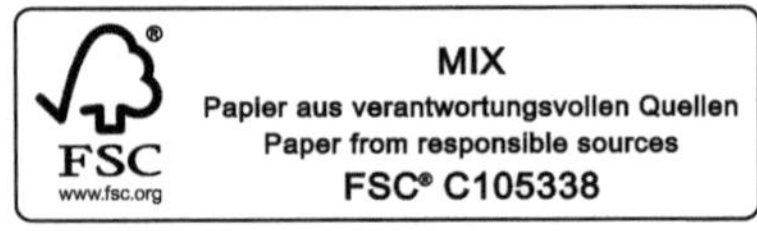

Printed by Books on Demand GmbH, Norderstedt / Germany